Kalorientabelle

Die Ratschläge in diesem Buch sind vom Verlag sorgfältig erwogen und geprüft, dennoch kann keine Garantie übernommen werden. Eine Haftung der Autoren bzw. des Verlags und seiner Beauftragten für Personen-, Sach- und Vermögensschäden ist ausgeschlossen.

© Naumann & Göbel Verlagsgesellschaft mbH, Köln
Alle Rechte vorbehalten
Layout: Carmen Strzelecki
Coverfoto: StockFood
Gesamtherstellung: Naumann & Göbel Verlagsgesellschaft mbH

ISBN 978-3-625-11747-6

www.naumann-goebel.de

Inhalt

Was Sie über Kalorien wissen sollten 4

So nutzen Sie die Tabelle 10

Die Kalorientabelle 11
- → Getreideprodukte und Backwaren 11
- → Gemüse und Kartoffeln 23
- → Obst, Nüsse und Samen 32
- → Milch und Milchprodukte 38
- → Eier 51
- → Öle und Fette 52
- → Fleisch, Geflügel und Wurstwaren 55
- → Fisch, Schalen- und Krustentiere 65
- → Fertiggerichte und Würzmittel 70
- → Getränke 81
- → Süßwaren und Süßspeisen 92

Speisekarten-Check 108

Was Sie über Kalorien wissen sollten

Übergewicht ist ein Bilanzproblem: Entweder muss die aufgenommene Energie dem Bedarf angepasst werden oder der Bedarf muss durch entsprechende Steigerung der körperlichen Aktivität der Aufnahme entsprechen.

Wie Übergewicht entsteht, darüber herrschen landläufig verschiedene Meinungen. Einige denken an eine Drüsenerkrankung oder eine Hormonstörung. Aber nur bei jedem tausendsten Übergewichtigen sind solche Erkrankungen die Ursache für die überflüssigen Pfunde.

Auch die Theorie vom schweren Knochenbau rechtfertigt ein zu hohes Gewicht nicht. Nur zwei bis drei Kilogramm sind der realistische Gewichtsunterschied zwischen einem leichten und einem schweren Körperbau.

Zu viel essen ist Erziehungssache

Dass die erbliche Veranlagung die Ursache für Übergewicht ist, wird wissenschaftlich angezweifelt, denn „Esser werden nicht geboren, Esser werden erzogen". Dies besagt, dass ein zu Übergewicht führendes Essverhalten durchaus anerzogen werden kann. Erziehung und traditionelles Essverhalten können einen erheblichen Einfluss auf die Entstehung von Übergewicht haben.

Häufig wird auch von guten oder schlechten Futterverwertern gesprochen. Hierbei spielt der individuelle Energieverbrauch des Körpers eine Rolle. Eine im Verhältnis zur Muskelmasse große Fettmasse bedingt einen geringeren Energieverbrauch. Fettgewebe benötigt kaum Energie zu seiner Erhaltung. Muskelgewebe dagegen benötigt Energie zu seiner Versorgung. Weiterhin gibt ein Übergewichtiger mit einem vergleichsweise dicken Fettpolster unter der Haut weniger Wärme und damit weniger Energie nach außen ab als Personen mit einer großen Muskelmasse.

In den meisten Fällen liegt die Ursache für überflüssige Pfunde und Kilogramme in falschen Essgewohnheiten und falschem Ernährungsverhalten. Das natürliche Hunger- und Sättigungsgefühl ist häufig verlorengegangen, oft schon in den Kindertagen.

Was darf ich eigentlich wiegen?

Es gibt verschiedene Berechnungsformeln, nach denen man das »richtige« Körpergewicht ermitteln kann. Eine einfache Formel zur Berechnung des Normalgewichts ist der sogenannte Broca-Index:

Körpergröße in cm – 100 = Normalgewicht in kg

Beispiel: Eine 170 cm große Person hat ein Normalgewicht von 170 cm – 100 = 70 kg

Von diesem Normalgewicht ausgehend hat man früher sowohl das Idealgewicht als auch das Übergewicht abgeleitet. Als Idealgewicht galt lange Zeit das Gewicht, das bei Frauen 15 % und bei Männern 10 % unter dem Normalgewicht liegt. Nach neueren Erkenntnissen ist dies jedoch nicht mehr haltbar. Idealgewicht ist häufig für junge Menschen realistisch, für ältere Menschen dagegen Utopie. Als Übergewicht wird das Gewicht bezeichnet, das mehr als 10 % über dem Normalgewicht liegt.

Im Bereich um das Normalgewicht liegt auch das sogenannte Wohlfühlgewicht. Nicht jeder kann sein Gewicht ganz konstant halten, gewisse Schwankungen sind je nach Situation und Jahreszeit möglich. Wichtig ist aber, sich immer wieder auf das „richtige" Gewicht einzupendeln.

Ein paar Pfunde mehr oder weniger als das berechnete Normalgewicht können durchaus als individuelles Wohlfühlgewicht betrachtet werden. Aber Vorsicht: Ein zu hoch angesetztes Wohlfühlgewicht kann schnell in den Bereich von Übergewicht führen und damit das Risiko für die Entstehung vieler Erkrankungen erhöhen.

Da das nach Broca berechnete Normalgewicht den Nachteil hat, dass kleine Personen zu oft und große Personen zu selten als übergewichtig beurteilt werden, hat man eine wissenschaftlich genauere Formel zur Beurteilung des Körpergewichts aufgestellt.

Der Body-Mass-Index

Der Body-Mass-Index (kurz BMI) ergibt sich aus dem Körpergewicht in Kilogramm geteilt durch das Quadrat der Körpergröße in Meter.

Die Berechnung erfolgt nach folgender Formel:

$$BMI = \frac{\text{Körpergewicht in kg}}{\text{Körpergröße in m}^2}$$

Beispiel: Eine 70 kg schwere Person hat bei einer Größe von 1,70 m einen BMI von 70 : (1,70 × 1,70) = 24,2

Der BMI sollte für Frauen zwischen 19 und 24 liegen, für Männer zwischen 20 und 25.

Handelt es sich bei unserem Beispiel um eine Frau, so hätte sie leichtes Übergewicht, ein Mann dagegen wäre mit einem BMI von 24,2 normalgewichtig.

Überschüssige Energie wird zu Fett

Das reichhaltige Lebensmittelangebot und die ständige Verfügbarkeit in unseren Breiten kann bei entsprechendem Verzehr Ursache für ein zu hohes Körpergewicht sein. Immer dann, wenn der Energiegehalt unserer täglichen Nahrungsmittelaufnahme den persönlichen Bedarf übersteigt, wird die überschüssige Energie in Form von Fett gespeichert – und das heißt: das Körpergewicht steigt. Sind Zufuhr an Energie und Verbrauch dagegen im Gleichgewicht, so bleibt das Körpergewicht konstant, gleichgültig ob jemand unter-, normal- oder übergewichtig ist. Wird die Aufnahme an Nahrungsenergie reduziert, sodass sie geringer ist als der Bedarf, so werden die angelegten Fettspeicher für die nötige Energie eingeschmolzen und das Körpergewicht sinkt.

Um arbeiten zu können, benötigt der Körper Energie. Diese zieht er aus der Nahrung. Die Energiemenge, die nur während des Schlafens, also zur reinen Aufrechterhaltung der Körperfunktionen benötigt wird, bezeichnet man als Grundumsatz. Der Grundumsatz beträgt etwa 1 kcal pro Stunde pro kg Körpergewicht. Eine 70 kg schwere Person hat somit einen Grundumsatz von 70 × 24 = 1680 kcal pro Tag.

Neben dem Grundumsatz muss noch der sogenannte Arbeits- bzw. Leistungsumsatz berücksichtigt werden. Dieser Energieverbrauch ist die Summe aller bewussten Aktivitäten in Beruf, Freizeit und Sport.

Die Summe aus Grund- und Arbeits- bzw. Leistungsumsatz ergibt den Gesamtenergiebedarf. Durchschnittlicher täglicher Energiebedarf in kcal:

Alter in Jahren	weiblich	männlich
1–3	1200	1200
4–9	1600–2000	1600–2000
13–18	2400–2500	2700–3100
25	2200	2600
45	2000	2400
65	1800	2200

Der Energieverbrauch

Aber nicht nur Körpergewicht und körperliche Tätigkeit beeinflussen den Energiebedarf, sondern auch Geschlecht, Größe, Alter, Temperament sowie die tagtägliche körperliche Bewegung. Alle Tabellen und Berechnungen können nur Mittelwerte angeben. Darum muss jeder durch eigene Beobachtung feststellen, welche Energiemenge sein Gewicht verändert oder konstant hält.

In der folgenden Tabelle finden Sie eine kleine Orientierung, wie viel Kalorien Sie verbrauchen, wenn Sie eine der unten aufgeführten Tätigkeiten 30 Minuten lang verrichten.

Bergsteigen	285 kcal
Brustschwimmen	150 kcal
Bügeln	90 kcal
Eislaufen	240 kcal
Fahrradfahren	190 kcal
Fensterputzen	105 kcal
Gartenarbeit	90 kcal
Gymnastik	150 kcal
Musizieren	40 kcal
Rudern	225 kcal
Schreibmaschine schreiben	40 kcal
Skilanglauf	275 kcal
Spazierengehen	75 kcal
Tanzen	150 kcal
Tischtennisspielen	150 kcal
Trimm-Trab-Laufen	300 kcal

So nutzen Sie die Tabelle

Sie finden die Lebensmittel nach Sachgruppen und/oder Herstellern untergliedert.

Die Kilokalorien- (kcal) bzw. Kilojouleangaben (kJ) beziehen sich zum einen auf 100 g Lebensmittel. Darunter finden Sie jeweils auch wünschenswerte und haushaltsübliche Portionsangaben. In der Regel stehen neben den Portionsangaben auch die Mengen.

Es war uns allerdings nicht immer möglich, die genauen Angaben zu nennen. Dies gilt insbesondere für Halbfertigprodukte, die in Ihrem Haushalt nach Packungsanweisung zubereitet werden. Bei den verarbeiteten Nahrungsmitteln kann es sich daher nur um Orientierungswerte handeln; schließlich sind die Zubereitungen von Hersteller zu Hersteller unterschiedlich.

Bei einigen Nahrungsmitteln, vor allem bei Süßwaren und Süßigkeiten wurde unter entsprechender Anmerkung die Energiemenge pro Stück angegeben.

Für jedes Produkt finden Sie neben dem Energiewert auch den Fettgehalt.

Getreideprodukte und Backwaren

	Fett (g)	kcal	kJ
Getreide und Verarbeitungsprodukte			
Amaranth	8,8	370	1546
→ 1 Portion (50 g)	4,4	185	773
Buchweizen, geschält	1,7	341	1425
→ 1 Portion (50 g)	0,9	171	713
Buchweizen, Grütze	1,6	339	1417
→ 1 EL (10 g)	0,2	34	142
Gerste, ganzes Korn	2,1	318	1329
→ 1 EL (10 g)	0,2	32	133
Gerstengraupen	1,4	340	1421
→ 1 EL (10 g)	0,1	34	142
Grünkern, Dinkel, ganzes Korn	2,7	327	1367
→ 1 EL (10 g)	0,3	33	137
Grünkernmehl	2,5	336	1404
→ 1 EL (10 g)	0,3	34	140
Hafer, ganzes Korn	7,1	358	1496
→ 1 EL (10 g)	0,7	36	150
Haferflocken	7	375	1568
→ 1 EL (10 g)	0,7	38	157
Hirse, ganzes Korn	3,9	356	1488
→ 1 EL (10 g)	0,4	36	149

	Fett (g)	kcal	kJ
Mais, ganzes Korn	3,8	333	1392
→ 1 EL (10 g)	0,4	33	139
Cornflakes	0,6	357	1492
→ 1 EL (5 g)	0	18	75
Maismehl	2,8	354	1480
→ 1 EL (10 g)	0,3	35	148
Maisgrieß (Polenta)	1,2	355	1484
→ 1 EL (10 g)	0,1	36	148
Quinoa	6,9	359	1501
→ 1 EL (10 g)	0,7	36	150
Reis, natur Vollkorn	2,2	347	1450
→ 1 Portion (50 g)	1,1	174	725
Reis, poliert	0,6	348	1455
→ 1 Portion (50 g)	0,3	174	728
Roggenmehl Type 1150	1,3	321	1342
→ 1 EL (10 g)	0,1	32	134
Weizen, ganzes Korn	2	316	1321
→ 1 EL (10 g)	0,2	32	132
Weizengrieß	0,8	327	1367
→ 1 EL (10 g)	0,1	33	137
Weizenkeime	9,2	301	1258
→ 1 EL (5 g)	0,5	15	63
Weizenkleie	4,7	193	807
→ 1 EL (5 g)	0,2	10	40

	Fett (g)	kcal	kJ
Weizenmehl, Type 405	1	338	1413
→ 1 EL (10 g)	0,1	34	141
Weizenmehl, Type 550	1,1	327	1367
→ 1 EL (10 g)	0,1	33	137
Weizenmehl, Type 1700	2,1	309	1292
→ 1 EL (10 g)	0,2	31	129
Weizenstärke	0,1	348	1455
→ 1 EL (10 g)	0	35	146
Wildreis	2	340	1421
→ 1 Portion (50 g)	1	170	711
Brot und Brötchen			
Baguettebrötchen	0,7	270	1129
→ 1 Stück (60 g)	0,4	162	677
Brötchen, Semmeln	1,9	254	1062
→ 1 Stück (40 g)	0,8	102	425
Kleiebrötchen	1	240	1003
→ 1 Stück (40 g)	0,4	96	401
Sesam-, Mohnbrötchen	3,4	284	1187
→ 1 Stück (40 g)	1,4	114	475
Croissant	25,8	410	1714
→ 1 Stück (40 g)	10,3	164	686
Croissant mit Schokolade	26,4	424	1772
→ 1 Stück (50 g)	13,2	212	886

	Fett (g)	kcal	kJ
Knäckebrot, Weizen	1,1	334	1396
→ 1 Scheibe (10 g)	0,1	33	140
Knäckebrot, Roggen	1,4	317	1325
→ 1 Scheibe (10 g)	0,1	32	133
Laugenbrezel/-brötchen	1,8	253	1058
→ 1 Stück (40 g)	0,7	101	423
Pita/Fladenbrot	1,2	265	1108
→ 1 Stück , 1/4 (150 g)	1,8	398	1662
Pumpernickel	0,9	204	853
→ 1 Scheibe (30 g)	0,3	61	256
Bauernbrot	1	228	953
→ 1 Scheibe (40 g)	0,4	91	381
Roggenbrötchen	1	252	1054
→ 1 Stück (40 g)	0,4	101	422
Roggenmischbrot	1,1	221	924
→ 1 Scheibe (40 g)	0,4	88	370
Roggenschrotbrot	1,2	213	890
→ 1 Scheibe (40 g)	0,5	85	356
Roggenvollkornbrot	1,2	205	857
→ 1 Scheibe (40 g)	0,5	82	343
Rosinenbrötchen	1,9	270	1129
→ 1 Stück (40 g)	0,8	108	452
Sechskornbrot	1,6	230	961
→ 1 Scheibe (40 g)	0,6	92	384

	Fett (g)	kcal	kJ
Toastbrot	4,4	265	1108
→ 1 Scheibe (20 g)	0,9	53	222
Vollkorntoast	2,8	238	995
→ 1 Scheibe (20 g)	0,6	48	199
Vierkornbrot	2	214	897
→ 1 Scheibe (40 g)	0,8	86	359
Vollkornbrötchen	1,6	228	920
→ 1 Stück (40 g)	0,6	91	368
Weißbrot mit Rosinen	0,7	269	1125
→ 1 Scheibe (40 g)	0,3	108	450
Weißbrot	1,2	237	991
→ 1 Scheibe (40 g)	0,5	95	396
Weizenmischbrot	1,1	239	999
→ 1 Scheibe (40 g)	0,4	96	400
Weizenvollkornbrot	0,9	205	857
→ 1 Scheibe (40 g)	0,4	82	343
Zwieback	4,3	374	1563
→ 1 Stück (10 g)	0,4	37	156
Kokos-Zwieback	11,2	424	1772
→ 1 Stück (10 g)	1,1	42	177
Schoko-Zwieback	17,4	453	1893
→ 1 Stück (10 g)	1,7	45	189
Vollkornzwieback, eifrei	8	364	1523
→ 1 Stück (10 g)	0,8	36	152

	Fett (g)	kcal	kJ
Kuchen und Backwaren			
Apfelkuchen, Hefeteig	3,3	140	586
→ 1 Stück (50 g)	1,7	70	293
Apfelkuchen, Mürbeteig	7,5	216	904
→ 1 Stück (50 g)	3,8	108	452
Apfelkuchen, Rührteig	9,2	217	908
→ 1 Stück (50 g)	4,6	109	454
Apfelstrudel	9	210	881
→ 1 Stück (50 g)	4,5	105	441
Berliner Pfannekuchen	11,8	334	1399
→ 1 Stück (50 g)	5,9	167	700
Bienenstich, ungefüllt	14	294	1232
→ 1 Stück (50 g)	7	147	616
Biskuitrolle mit Erdbeersahne	11,3	219	916
→ 1 Scheibe (40 g)	4,5	88	366
Biskuitrolle mit Marmelade	2,3	284	1189
→ 1 Scheibe (30 g)	0,7	85	357
Butterkekse	11	435	1818
→ 2 Stück (10 g)	1,1	44	182
Butterkuchen mit Zucker	17,2	382	1599
→ 1 Stück (50 g)	8,6	191	800
Donauwellen	16,5	308	1291
→ 1 Stück (60 g)	9,9	185	775
Gugelhupf (Hopfkuchen)	10,2	382	1601
→ 1 Scheibe (50 g)	5,1	191	801

	Fett (g)	kcal	kJ
Hefestück mit Zuckerguss	6,9	294	1232
→ 1 Stück (50 g)	3,5	147	616
Hefestück mit Mohn	14,1	377	1579
→ 1 Stück (50 g)	7,1	189	790
Hefestück mit Rosinen	8,9	342	1431
→ 1 Stück (50 g)	4,5	171	716
Kekse ohne Schokolade	16	460	1923
→ 2 Stück (10 g)	1,6	46	192
Kekse mit Schokolade	22	502	2099
→ 2 Stück (10 g)	2,2	50	210
Lebkuchen	8,7	372	1557
→ 3 kleine Herzen (10 g)	0,9	37	156
Löffelbiskuits	5	405	1693
→ 2 Stück (10 g)	0,5	41	169
Marmorkuchen	21,1	406	1700
→ 1 Stück (50 g)	10,6	203	850
Nusskuchen	33,4	456	1906
→ 1 Stück (50 g)	16,7	228	953
Nusssahnetorte	20,8	328	1372
→ 1 Stück (120 g)	25	394	1646
Obstkuchen, Mürbeteig	21	252	1053
→ 1 Stück (50 g)	10,5	126	527
Obstkuchen, Quarkölteig	14,4	291	1218
→ 1 Stück (50 g)	7,2	146	609

	Fett (g)	kcal	kJ
Obstkuchen, Rührteig	9,2	212	889
→ 1 Stück (50 g)	4,6	106	445
Pfeffernüsse	15,2	450	1881
→ 2 Stück (10 g)	1,5	45	188
Pflaumenkuchen, Hefeteig	3,8	178	745
→ 1 Stück (50 g)	1,9	89	373
Plunderstück Marzipan	23	405	1693
→ 1 Stück (60 g)	13,8	243	1016
Rhabarberkuchen mit Baiser	10,1	201	841
→ 1 Stück (60 g)	6,1	121	505
Sandkuchen	19,5	407	1703
→ 1 Scheibe (50 g)	9,8	204	852
Schokoladenkuchen	15,1	355	1486
→ 1 Stück (50 g)	7,6	178	743
Schokolodensahnetorte	20	317	1326
→ 1 Stück (120 g)	24	380	1591
Schwarzwälder Kirschtorte	13,7	263	1103
→ 1 Stück (120 g)	16,4	316	1324
Spekulatius	18,7	441	1846
→ 2 Stück (10 g)	1,9	44	185
Spritzgebäck	28,7	515	2153
→ 3 Stück (10 g)	2,9	52	215
Stollen	20,4	412	1722
→ 1 Scheibe (50 g)	10,2	206	861

	Fett (g)	kcal	kJ
Streuselkuchen	14,5	391	1635
→ 1 Stück (50 g)	7,3	196	818
Torteletts	6,3	224	937
→ 1 Stück (50 g)	3,2	112	469
Vanillekipferl	28,8	505	2115
→ 2 Stück (10 g)	2,9	51	212
Vollkornkekse ohne Ei	21,4	433	1812
→ 2 Stück (10 g)	2,1	43	181
Vollkornkekse mit Nüssen, ohne Ei	27,5	471	1972
→ 2 Stück (10 g)	2,8	47	197
Vollkornkekse mit Schokolade, ohne Ei	23	473	1977
→ 2 Stück (10 g)	2,3	47	198
Waffeln	29,2	417	1746
→ 1 Stück (40 g)	11,7	167	698
Waffelkekse	28	535	2236
→ 2 Stück (10 g)	2,8	54	224
Zitronenkuchen	32,7	544	2277
→ 1 Stück (50 g)	16,4	272	1139
Zimtsterne	20	433	1820
→ 2 Stück (10 g)	2	43	182

	Fett (g)	kcal	kJ
TK-Back-Spezialitäten			
Apfelkuchen	6,5	211	884
→ 1 Stück (60 g)	3,9	127	530
Blätterteig	26,4	394	1640
→ 1 Platte (50 g)	13,2	197	820
Käsekuchen	6,8	199	836
→ 1 Stück (60 g)	4,1	119	502
Kirschkuchen	8,1	246	1034
→ 1 Stück (60 g)	4,9	148	620
Mohnkuchen	15,2	316	1322
→ 1 Stück (60 g)	9,1	190	793
Pflaumenkuchen	7,5	218	914
→ 1 Stück (60 g)	4,5	131	548
Rhabarberkuchen	7,6	218	914
→ 1 Stück (60 g)	4,6	131	548
Versunkener Apfelkuchen	8	238	1001
→ 1 Stück (60 g)	4,8	143	601
Nudeln			
Eiernudeln, roh	2,8	362	1513
→ 1 Portion (80 g)	2,2	290	1210
Eiernudeln, gekocht	1,1	145	606
→ 1 Portion (200 g)	2,2	290	1212
Spätzle mit Ei, roh	2	360	1505
→ 1 Portion (80 g)	1,6	288	1204

	Fett (g)	kcal	kJ
Spätzle mit Ei, gekocht	0,8	141	589
→ 1 Portion (200 g)	1,6	282	1178
Nudeln, eifrei, roh	1,8	342	1430
→ 1 Portion (80 g)	1,4	274	1144
Nudeln, eifrei, gekocht	0,8	152	635
→ 1 Portion (200 g)	1,6	304	1270
Tortellini, roh	8,7	374	1563
→ 1 Portion (150 g)	13,1	561	2345
Tortellini, gekocht	3,5	150	627
→ 1 Portion (360 g)	12,6	540	2257
Vollkornnudeln mit Ei, roh	3,6	342	1430
→ 1 Portion (80 g)	2,9	274	1144
Vollkornnudeln mit Ei, gekocht	1,5	137	573
→ 1 Portion (200 g)	3	274	1146
Vollkornnudeln, eifrei, roh	2	282	1185
→ 1 Portion (80 g)	1,6	226	948
Vollkornnudeln, eifrei, gekocht	0,8	118	494
→ 1 Portion (200 g)	1,6	236	988

Knabberartikel

	Fett (g)	kcal	kJ
Cashewnüsse, geröstet u. gesalzen	50,9	611	2554
→ 1 EL (10 g)	5,1	61	255
Erdnüsse, geröstet und gesalzen	53	602	2516
→ 1 EL (10 g)	5,3	60	252

	Fett (g)	kcal	kJ
Erdnussflips	34,5	558	2332
→ 1 Handvoll (20 g)	6,9	112	466
Kartoffelchips	40,1	549	2295
→ 1 Handvoll (20 g)	8	110	459
Kartoffelsticks	31,5	502	2098
→ 1 Handvoll (20 g)	6,3	100	420
Käsegebäck, Blätterteig	32	435	1821
→ 1 Stange (10 g)	3,2	44	182
Kräcker	14	450	1881
→ 2 Stück (10 g)	1,4	45	188
Salzgebäck, wie z. B. Fischli	16,8	366	1530
→ 7 Stück (10 g)	1,7	37	153
Salzbrezeln	0,5	350	1463
→ 3 Stück (10 g)	0,1	35	146
Salzstangen	0,5	350	1463
→ 5 Stück (10 g)	0,1	35	146

Gemüse und Kartoffeln

	Fett (g)	kcal	kJ
Gemüse			
Artischocke	0,1	22	92
→ 1 Stück (250 g)	0,3	55	230
Aubergine	0,2	17	71
→ 1 Stück (500 g)	1	85	355
Bambussprossen	0,2	20	84
→ 3 Stück (100 g)	0,2	20	84
Bleichsellerie (Staudensellerie)	0,2	15	63
→ 1 Stange (80 g)	0,2	12	50
Blumenkohl	0,3	22	92
→ 1 Kopf (750 g)	2,3	165	690
Bohnen, dick	0,5	72	301
→ 1 Portion (200 g)	1	144	602
Bohnen, grün	0,2	34	142
→ 1 Portion (200 g)	0,4	68	284
Brokkoli	0,2	26	109
→ 1 Portion (200 g)	0,4	52	218
Chicorée	0,2	16	67
→ 1 Kolben (125 g)	0,3	20	84
Chinakohl	0,3	13	54
→ 1 Kopf (500 g)	1,5	65	270
Eichblattsalat	0,2	11	46
→ 1 Kopf (250 g)	0,5	28	115

	Fett (g)	kcal	kJ
Eisbergsalat	0,3	13	54
→ 1 Kopf (350 g)	1,1	46	189
Endiviensalat	0,2	10	42
→ 1 Kopf (300 g)	0,6	30	126
Erbsen	0,5	84	351
→ 1 Portion (200 g)	1	168	702
Feldsalat	0,4	1	63
→ 1 Portion (30 g)	0,1	0	19
Fenchel	0,3	23	96
→ 1 Knolle (200 g)	0,6	46	192
Frühlingszwiebel	0,5	23	96
→ 1 Stange 20 g)	0,1	5	19
Grünkohl (Braunkohl)	0,9	36	150
→ 1 Portion (300 g)	2,7	108	450
Gurke	0,1	12	50
→ 1 Stück (600 g)	0,6	72	300
Knoblauch	0,1	137	573
→ 1 Knolle (30 g)	0	41	172
Knollensellerie	0,3	18	75
→ 1 Knolle (500 g)	1,5	90	375
Kohlrabi	0,1	24	100
→ 1 Knolle (200 g)	0,2	48	200
Kopfsalat	0,2	11	46
→ 1 Kopf (200 g)	0,4	22	92

	Fett (g)	kcal	kJ
Kürbis	0,1	24	100
→ 1 Portion (200 g)	0,2	48	200
Mangold	0,3	13	54
→ 1 Portion (200 g)	0,6	26	108
Meerrettich	0,3	63	263
→ 1 EL (10 g)	0	6	26
Möhren	0,2	25	105
→ 1 Stück (100 g)	0,2	25	105
Okra	0,2	15	65
→ 1 Portion (200 g)	0,4	30	130
Oliven, grün	13,9	142	594
→ 5 Stück (20 g)	2,8	28	119
Oliven, schwarz	13,8	145	606
→ 5 Stück (20 g)	2,8	29	121
Paprika	0,3	15	84
→ 1 Stück (200 g)	0,6	30	168
Peperoni	0,6	20	84
→ 1 Stück (50 g)	0,3	10	42
Porree (Lauch)	0,3	24	100
→ 1 Stange (200 g)	0,6	48	200
Radicchio	0,2	13	54
→ 1 Kopf (150 g)	0,3	20	81
Radieschen	0,1	14	59
→ 10 Stück (120 g)	0,1	17	71

	Fett (g)	kcal	kJ
Rettich	0,2	13	54
→ 1 Stück (250 g)	0,5	33	135
Rosenkohl	0,3	35	146
→ 1 Portion (250 g)	0,8	88	365
Rote Rüben (Rote Bete)	0,1	41	171
→ 1 Stück (120 g)	0,1	49	205
Rotkohl	0,2	21	88
→ 1 Kopf (1 kg)	2	210	880
Sauerkraut	0,3	18	75
→ 1 Portion (200 g)	0,6	36	150
Schnittsalat	0,3	20	84
→ 1 Portion (30 g)	0,1	6	25
Schwarzwurzel	0,4	16	67
→ 1 Portion (200 g)	0,8	32	134
Spargel	0,2	17	71
→ 1 Portion (500 g)	1	85	355
Spinat	0,3	15	63
→ 1 Portion (200 g)	0,6	30	126
Steckrübe	0,2	9	38
→ 1 Stück (500 g)	1	45	190
Suppengrün	0,3	26	110
→ 1 Grundlage für Suppe (250 g)	0,8	65	275
Tomaten	0,2	19	79
→ 1 Stück (80 g)	0,2	15	63

	Fett (g)	kcal	kJ
Weiße Rüben	0,2	24	100
→ 1 Stück (120 g)	0,2	29	120
Weißkohl	0,2	25	105
→ 1 Kopf (1 kg)	2	250	1050
Wirsingkohl	0,4	24	101
→ 1 Kopf (1 kg)	4	240	1010
Zucchini	0,4	18	75
→ 1 Stück (200 g)	0,8	36	150
Zuckererbsenschoten	0,2	68	285
→ 1 Portion (250 g)	0,5	170	713
Zuckermais	1,2	89	372
→ 1 Kolben (300 g)	3,6	267	1116
Zwiebeln	0,3	30	125
→ 1 Stück (40 g)	0,1	12	50
Kräuter			
Basilikum	0,7	47	198
→ 1 EL (3 g)	0	1	6
Brunnenkresse	1	22	92
→ 1 EL (3 g)	0	1	3
Dill	0,8	55	232
→ 1 EL (3 g)	0	2	7
Kresse	1,4	36	150
→ 1 EL (3 g)	0	1	5

	Fett (g)	kcal	kJ
Oregano	1,7	57	240
→ 1 EL (3 g)	0,1	2	7
Petersilie	0,4	25	105
→ 1 EL (3 g)	0	1	3
Schnittlauch	0,7	27	113
→ 1 EL (3 g)	0	1	3
Hülsenfrüchte			
Bohnen, weiß, getrocknet	1,6	238	994
→ 1 Portion (60 g)	1	143	596
Bohnen, weiß, Konserve	1,1	198	827
→ 1 Portion (200 g)	2,2	396	1654
Erbsen, gelb, getrocknet	1,4	269	1125
→ 1 Portion (60 g)	0,8	161	675
Kichererbsen, getrocknet	5,9	306	1282
→ 1 Portion (60 g)	3,5	184	769
Kidney-Bohnen, getrocknet	1,4	266	1112
→ 1 Portion (60 g)	0,8	160	667
Kidney-Bohnen, Konserve	0,6	100	418
→ 1 Portion (200 g)	1,2	200	836
Linsen, getrocknet	1,4	270	1129
→ 1 Portion (60 g)	0,8	162	677
Linsen, Konserve	0,4	100	418
→ 1 Portion (200 g)	0,8	200	836

	Fett (g)	kcal	kJ
Rote Linsen, getrocknet	1,1	285	1191
→ 1 Portion (60 g)	0,7	171	715
Sojabohnen, getrocknet	18,3	333	1393
→ 1 Portion (60 g)	11	200	836
Sojabohnenkeime	1,2	58	242
→ 1 Portion (200 g)	2,4	116	484
Pilze			
Austernpilze	0,4	11	46
→ 1 Portion (200 g)	0,8	22	92
Champignons	0,3	15	63
→ 1 Portion (200 g)	0,6	30	126
Champignons, Konserve	0,3	12	51
→ 1 Portion (200 g)	0,6	24	102
Pfifferlinge	0,5	11	46
→ 1 Portion (200 g)	1	22	92
Pfifferlinge, getrocknet	2,2	89	372
→ 1 Portion (20 g)	0,4	18	74
Shiitake	0,3	40	168
→ 1 Portion (200 g)	0,6	80	336
Steinpilze	0,4	16	67
→ 1 Portion (200 g)	0,8	32	134
Steinpilze, getrocknet	3,2	120	502
→ 1 Portion (20 g)	0,6	24	100

	Fett (g)	kcal	kJ
Trüffel	0,5	56	235
→ 1 Portion (200 g)	1	112	470
Kartoffeln und Kartoffelprodukte			
Kartoffeln, roh	0,1	70	293
→ 1 Portion (200 g)	0,2	140	586
Bratkartoffeln i. D.	8	161	673
→ 1 Portion (200 g)	16	322	1346
Kartoffelbrei i. D.	1,9	75	314
→ 1 Portion (200 g)	3,8	150	628
Kartoffelklöße	0,7	100	418
→ 1 Portion (200 g)	1,4	200	836
Kartoffelkroketten i. D.	18	268	1120
→ 1 Portion (200 g)	36	536	2240
Kartoffelpuffer i. D.	20,8	313	1308
→ 1 Portion (200 g)	41,6	626	2616
Pommes frites	13,2	272	1138
→ 1 Portion (200 g)	26,4	544	2276
Pommes frites aus dem Backofen	7	175	735
→ 1 Portion (200 g)	14	350	1470
Salzkartoffeln	0,1	69	288
→ 1 Portion (200 g)	0,2	138	576
Süßkartoffeln Bataten	0,5	95	397
→ 1 Portion (200 g)	1	190	794

	Fett (g)	kcal	kJ
MAGGI Kartoffel-Erzeugnisse			
Kartoffel-Püree	0,3	353	1536
→ 1 Portion nach Packungsanleitung zubereitet (200 g)	2	130	552
Kartoffel-Püree komplett mit feinem Buttergeschmack	5,4	344	1455
→ 1 Portion nach Packungsanleitung zubereitet (200 g)	1,8	114	480
Kartoffel-Püree mit Speck und Zwiebeln	3,8	352	1489
→ 1 Portion nach Packungsanleitung zubereitet (200 g)	1,2	116	491
Kartoffelknödel Halb & Halb, im Kochbeutel	0,5	306	1301
→ 1 Portion nach Packungsanleitung zubereitet (145 g)	0,2	101	429
Semmel-Knödel	1,4	340	1445
→ 1 Portion nach Packungsanleitung zubereitet (145 g)	0,5	112	477
Halb & Halb Knödel	0,4	305	1296
→ 1 Portion nach Packungsanleitung zubereitet (145 g)	0,1	101	428

Obst, Nüsse und Samen

	Fett (g)	kcal	kJ
Obst			
Acerola	0,2	17	71
→ Stück (120 g)	0,2	20	85
Ananas	0,2	56	234
→ Stück (1000 g)	2	560	234
Apfel	0,4	55	230
→ Stück (120 g)	0,5	66	276
Apfelsine	0,2	43	180
→ Stück (150 g)	0,3	65	270
Aprikose	0,1	45	188
→ Stück (50 g)	0,1	23	94
Avocado	23,5	228	953
→ Stück (200 g)	47	456	1906
Banane	0,2	92	385
→ Stück (200 g)	0,4	184	770
Birne	0,3	55	230
→ Stück (180 g)	0,5	99	414
Brombeeren	1	43	180
→ Portion (200 g)	2	86	360
Clementine	0,1	37	155
Dattel	0,1	107	447
Erdbeeren	0,4	33	138
→ Portion (200 g)	0,8	66	276

	Fett (g)	kcal	kJ
Feige	0,5	61	255
→ Portion (50 g)	0,3	31	128
Granatapfel	0,6	75	314
→ Portion (180 g)	1,1	135	565
Grapefruit	0,1	40	167
→ Portion (180 g)	0,2	72	301
Guave	0,5	35	146
→ Portion (180 g)	0,9	63	263
Heidelbeeren	0,6	37	155
→ Portion (200 g)	1,2	74	310
Himbeeren	0,3	36	150
→ Portion (200 g)	0,6	72	300
Holunderbeeren	0,1	40	167
→ Portion (200 g)	0,2	80	334
Honigmelone	0,1	54	226
→ 1 Stück (200 g)	0,2	108	452
Johannisbeeren, rot	0,2	36	150
→ Portion (200 g)	0,4	72	300
Johannisbeeren, schwarz	0,2	47	196
→ Portion (200 g)	0,4	94	392
Kaki	0,3	70	293
→ Stück (120 g)	0,4	84	352
Kaktusfeige	0,4	35	146
→ Stück (80 g)	0,3	28	117

	Fett (g)	kcal	kJ
Karambole (Sternfrucht)	0,5	20	84
→ Stück (80 g)	0,4	16	67
Kirschen, sauer	0,5	55	230
→ 3 Stück (10 g)	0,1	6	23
Kirschen, süß	0,3	63	263
→ 3 Stück (10 g)	0	6	26
Kiwi	0,6	53	222
→ 1 Stück (60 g)	0,4	32	133
Kumquat	0,3	64	268
→ 3 Stück (30 g)	0,1	19	80
Litchi	0,3	74	309
→ 3 Stück (50 g)	0,2	37	155
Mandarine	0,3	46	192
→ 1 Stück (80 g)	0,2	37	154
Mango	0,5	58	242
→ 1 Stück (250 g)	1,3	145	605
Mirabelle	0,2	64	268
→ 3 Stück (50 g)	0,1	32	134
Nektarine	0,1	40	167
→ 1 Stück (80 g)	0,1	32	134
Papaya	0,1	12	50
→ 1 Stück (120 g)	0,1	14	60
Passionsfrucht	0,4	67	280
→ 1 Stück (80 g)	0,3	54	224

	Fett (g)	kcal	kJ
Pfirsich	0,1	42	176
→ 1 Stück (120 g)	0,1	50	211
Pflaume	0,2	50	209
→ 1 Stück (30 g)	0,1	15	63
Preiselbeeren	0,5	36	150
→ 1 Portion (200 g)	1	72	300
Reneklode	0,1	57	238
→ 1 Stück (40 g)	0	23	95
Rhabarber	0,1	14	59
→ 1 Portion (200 g)	0,2	28	118
Rosinen/Sultaninen	0,6	280	1170
→ 1 EL (10 g)	0,1	28	117
Stachelbeeren	0,2	39	163
→ 1 Portion (200 g)	0,4	78	326
Tamarillo	0,8	56	234
→ 1 Stück (60 g)	0,5	34	140
Wassermelone	0,2	37	155
→ 1 Stück (250 g)	0,5	93	388
Weintrauben	0,3	73	305
→ 10 Stück (40 g)	0,1	29	122
Zitrone	0,6	41	171
→ 1 Stück (60 g)	0,4	25	103

	Fett (g)	kcal	kJ
Nüsse und Samen			
Cashewnüsse	42,2	592	2475
→ 1 EL (10 g)	4,2	59	248
Erdnüsse	48	608	2541
→ 1 EL (10 g)	4,8	61	254
Esskastanien (Maronen)	1,9	194	811
→ 3 Stück (25 g)	0,5	49	203
Haselnüsse	61,6	672	2809
→ 1 EL (10 g)	6,2	67	281
Kokosnüsse	36,5	363	1517
→ 1 Stück (20 g)	7,3	73	303
Kokosnussraspeln	62	610	2550
→ 1 EL (10 g)	6,2	61	255
Kürbiskerne	49	600	2508
→ 1 EL (10 g)	4,9	60	251
Leinsamen	30,9	396	1655
→ 1 EL (10 g)	3,1	40	166
Mandeln	54,1	623	2604
→ 1 EL (10 g)	5,4	62	260
Macadamianüsse	70	700	2926
→ 1 EL (10 g)	7	70	293
Mohnsamen	42,2	499	2086
→ 1 EL (10 g)	4,2	50	209

	Fett (g)	kcal	kJ
Paranüsse	66,8	697	2913
→ 1 EL (10 g)	6,7	70	291
Pecannüsse	72	735	3072
→ 1 EL (10 g)	7,2	74	307
Pinienkerne	60	680	2842
→ 1 EL (10 g)	6	68	284
Pistazien	51,6	621	2596
→ 1 EL (10 g)	5,2	62	260
Sesamsamen	58	590	2466
→ 1 EL (10 g)	5,8	59	247
Sonnenblumenkerne	49	605	2529
→ 1 EL (10 g)	4,9	61	253
Walnüsse	62,5	680	2843
→ 1 EL (10 g)	6,3	68	284

Milch und Milchprodukte

	Fett (g)	kcal	kJ
Kuhmilch, 3,5% Fett Vollmilch	3,5	67	280
→ 1 Glas (200 ml)	7	134	560
Kuhmilch, 1,5% Fett fettarm	1,5	49	205
→ 1 Glas (200 ml)	3	98	410
Kuhmilch, 0,1% Fett entrahmt	0,1	35	144
→ 1 Glas (200 ml)	0,2	70	288
Stutenmilch	1,5	49	205
→ 1 Glas (200 ml)	3	98	410
Ziegenmilch	3,9	70	293
→ 1 Glas (200 ml)	7,8	140	586
Buttermilch	0,5	39	163
→ 1 Glas (200 ml)	1	78	326
Fruchtbuttermilch	0,6	63	262
→ 1 Glas (200 ml)	1,2	126	524
Crème double, 42% Fett	42	408	1707
→ 1 EL (15 g)	6,3	61	256
Crème fraîche, 20% Fett	20	218	911
→ 1 EL (15 g)	3	33	137
Crème fraîche, 30% Fett	30	292	1220
→ 1 EL (15 g)	4,5	44	183

	Fett (g)	kcal	kJ
Crème fraîche, 40% Fett	40	379	1584
→ 1 EL (15 g)	6	57	238
Crème fraîche m. Kräutern, 38% Fett	38	369	1545
→ 1 EL (15 g)	5,7	55	232
Dickmilch, 3,5% Fett vollfett	3,5	64	286
→ 1 Becher (150 g)	5,3	96	429
Dickmilch, 1,5% Fett teilentrahmt	1,5	47	196
→ 1 Becher (150 g)	2,3	71	294
Dickmilch, 0,1% Fett entrahmt	0,1	35	146
→ 1 Becher (150 g)	0,2	53	219
Fruchtdickmilch, 3,5% Fett vollfett	2,9	95	397
→ 1 Becher (150 g)	4,4	143	596
Fruchtdickmilch, 1,5% Fett teilentrahmt	1,3	76	318
→ 1 Becher (150 g)	2	114	477
Sahnefruchtdickmilch, 10% Fett	10	168	703
→ 1 Becher (150 g)	15	252	1055
Fruchtjoghurt, 3,5% Fett vollfett	2,6	103	431
→ 1 Becher (150 g)	3,9	155	647
Fruchtjoghurt, 1,5% Fett teilentrahmt	1,3	82	343
→ 1 Becher (150 g)	2	123	515
Fruchtjoghurt, 0,1% Fett entrahmt	0,1	69	288
→ 1 Becher (150 g)	0,2	104	432
Sahnefruchtjoghurt, 10% Fett	10	170	711
→ 1 Becher (150 g)	15	255	1067

	Fett (g)	kcal	kJ
Joghurt natur, 3,5% Fett vollfett	3,5	65	271
→ 1 Becher (150 g)	5,3	98	407
Joghurt natur, 1,5% Fett teilentrahmt	1,5	53	222
→ 1 Becher (150 g)	2,3	80	333
Joghurt natur, 0,1% Fett entrahmt	0,1	39	163
→ 1 Becher (150 g)	0,2	59	245
Sahnejoghurt, 10% Fett	10	123	514
→ 1 Becher (150 g)	15	185	771
Kakaotrunk, 3,5% Fett	3,5	78	326
→ 1 Glas (200 ml)	7	156	652
Kakaotrunk 1,5% Fett	1,5	61	255
→ 1 Glas (200 ml)	3	122	510
Kaffeesahne, 10% Fett	10	118	493
→ 1 EL (15 g)	1,5	18	74
Kaffeesahne, 15% Fett	15	162	677
→ 1 EL (15 g)	2,3	24	102
Kaffeeweißer pflanzlich	34,9	540	2257
→ 1 EL (5 g)	1,7	27	113
Kefir, 3,5% Fett	3,5	66	276
→ 1 Glas (200 ml)	7	132	552
Kefir mit Früchten, 3,5% Fett	3	108	454
→ 1 Glas (200 ml)	6	216	908
Kondensmilch, 4% Fett	4	114	477
→ 1 EL (15 g)	0,6	17	72

	Fett (g)	kcal	kJ
Kondensmilch 7,5% Fett	7,5	137	573
→ 1 EL (15 g)	1,1	21	86
Kondensmilch, 10% Fett	10	183	767
→ 1 EL (15 g)	1,5	27	115
Molke, Trinkmolke	0,2	23	96
→ 1 Glas (200 ml)	0,4	46	192
Fruchtmolke	0,1	54	225
→ 1 Glas (200 ml)	0,2	108	450
Saure Sahne, 10% Fett	10	121	505
→ 1 EL (15 g)	1,5	18	76
Saure Sahne, 20% Fett	20	213	890
→ 1 EL (15 g)	3	32	134
Schlagsahne, 30% Fett	30	317	1325
→ 1 EL (15 g)	4,5	48	199
Schlagsahne 40% Fett	40	379	1584
→ 1 EL (15 g)	6	57	238
Vanillemilch, 3,5% Fett	3,3	85	355
→ 1 Glas (200 ml)	6,6	170	710
Vanillemilch, 1,5% Fett	1,4	68	284
→ 1 Glas (200 ml)	2,8	136	568
Vanillemilch, 0,1% Fett	0,1	55	232
→ 1 Glas (200 ml)	0,2	110	464
Frischkäse, Magerstufe	0,2	63	263
→ 1 EL (20 g)	0	13	53

	Fett (g)	kcal	kJ
Frischkäse, Doppelrahmstufe, 70% Fett i. Tr.	31	325	1360
→ 1 EL (20 g)	6,2	65	272
Frischkäse mit Kräutern, 60% Fett i. Tr.	23	251	1049
→ 1 EL (20 g)	4,6	50	210
Feta, 45% Fett i. Tr.	18,1	237	992
→ 1 Würfel (20 g)	3,6	47	198
Früchtequark, 10% Fett i. Tr.	1,7	115	480
→ 1 Becher (150 g)	2,6	173	720
Früchtequark, 20% Fett i. Tr.	3,7	131	548
→ 1 Becher (150 g)	5,6	197	822
Früchtequark, 40% Fett i. Tr.	11	203	849
→ 1 Becher (150 g)	16,5	305	1274
Hüttenkäse, Magerstufe, unter 10% Fett i. Tr.	2	81	339
→ 1 EL (20 g)	0,4	16	68
Hüttenkäse, Viertelfettstufe, 10% Fett i.T.	2,9	90	376
→ 1 EL (20 g)	0,6	18	75
Hüttenkäse, Halbfettstufe, 20% Fett i. Tr.	4,3	102	426
→ 1 EL (20 g)	0,9	20	85
Kräuterquark, 40% Fett i. Tr.	10,2	153	642
→ 1 EL (20 g)	2	31	128

	Fett (g)	kcal	kJ
Mascarpone	47,5	460	1923
→ 1 EL (20 g)	9,5	92	385
Mozzarella	19,8	255	1066
→ 1 Kugel (150 g)	29,7	383	1599
Schichtkäse, 10% Fett i. Tr.	2	82	343
→ 1 EL (20 g)	0,4	16	69
Schichtkäse, 20% Fett i. Tr.	4,4	131	548
→ 1 EL (20 g)	0,9	26	110
Schichtkäse, 40% Fett i. Tr.	11	153	639
→ 1 EL (20 g)	2,2	31	128
Schichtkäse, 50% Fett i. Tr.	14,5	175	733
→ 1 EL (20 g)	2,9	35	147
Speisequark, mager	0,2	76	319
→ 1 EL (20 g)	0	15	64
Speisequark, 10% Fett i. Tr.	2	90	375
→ 1 EL (20 g)	0,4	18	75
Speisequark, 20% Fett i. Tr.	4,7	112	470
→ 1 EL (20 g)	0,9	22	94
Speisequark, 40% Fett i. Tr.	11	165	692
→ 1 EL (20 g)	2,2	33	138
Allgäuer Landkäse, 65% Fett i. Tr.	38,2	433	1815
→ 1 Scheibe (30 g)	11,5	130	545
Allgäuer Hartkäse, 45% Fett i. Tr.	31	407	1704
→ 1 Scheibe (30 g)	9,3	122	511

	Fett (g)	kcal	kJ
Appenzeller, 50% Fett i. Tr.	31,6	386	1615
→ 1 Scheibe (30 g)	9,5	116	485
Babybel, 50% Fett i. Tr.	25	343	1435
→ 1 Scheibe (30 g)	7,5	103	431
Bergkäse, 45% Fett i. Tr.	30	386	1615
→ 1 Scheibe (30 g)	9	116	485
Blauschimmelkäse, 50% Fett i. Tr.	29,5	360	1505
→ 1 Portion (30 g)	8,9	108	452
Blauschimmelkäse, 60% Fett i. Tr.	39,1	430	1797
→ 1 Portion (30 g)	11,7	129	539
Brie, 45% Fett i. Tr.	21,8	281	1175
→ 1 Portion (30 g)	6,5	84	353
Brie, 50% Fett i. Tr.	25,5	315	1317
→ 1 Portion (30 g)	7,7	95	395
Brie, 60% Fett i. Tr.	33,2	367	1534
→ 1 Portion (30 g)	10	110	460
Brie, 70% Fett i. Tr.	40	431	1805
→ 1 Portion (30 g)	12	129	542
Butterkäse, 45% Fett i. Tr.	23,5	301	1258
→ 1 Scheibe (30 g)	7,1	90	377
Butterkäse, 60% Fett i. Tr.	34,7	402	1680
→ 1 Scheibe (30 g)	10,4	121	504
Cambozola, 70% Fett i. Tr.	40	413	1727
→ 1 Portion (30 g)	12	124	518

	Fett (g)	kcal	kJ
Camembert, 30% Fett i. Tr.	13,5	228	953
→ 1 Portion (30 g)	4,1	68	286
Camembert, 40% Fett i. Tr.	20,5	289	1208
→ 1 Portion (30 g)	6,2	87	362
Camembert, 45% Fett i. Tr.	22,3	299	1250
→ 1 Portion (30 g)	6,7	90	375
Camembert, 60% Fett i. Tr.	33,2	367	1534
→ 1 Portion (30 g)	10	110	460
Camembert, 70% Fett i. Tr.	40	431	1805
→ 1 Portion (30 g)	12	129	542
Chester Cheddar, 45% Fett i. Tr.	28,8	389	1625
→ 1 Scheibe (30 g)	8,6	117	488
Chester Cheddar, 50% Fett i. Tr.	32,2	397	1661
→ 1 Scheibe (30 g)	9,7	119	498
Edamer, 30% Fett i. Tr.	16,2	266	1112
→ 1 Scheibe (30 g)	4,9	80	334
Edamer, 40% Fett i. Tr.	23,4	331	1384
→ 1 Scheibe (30 g)	7	99	415
Edamer, 45% Fett i. Tr.	28,3	371	1551
→ 1 Scheibe (30 g)	8,5	111	465
Emmentaler, 45% Fett i. Tr.	29,7	403	1685
→ 1 Scheibe (30 g)	8,9	121	506
Esrom, 45% Fett i. Tr.	24,9	328	1373
→ 1 Scheibe (30 g)	7,5	98	412

	Fett (g)	kcal	kJ
Gouda, 40% Fett i. Tr.	22,3	303	1267
→ 1 Scheibe (30 g)	6,7	91	380
Gouda, 45% Fett i. Tr.	25,5	329	1375
→ 1 Scheibe (30 g)	7,7	99	413
Harzer, Mainzer Handkäse	0,7	126	528
→ 1 Rolle (30 g)	0,2	38	158
Havarti, 45% Fett i. Tr.	25,4	343	1435
→ 1 Scheibe (30 g)	7,6	103	431
Jarlsberg, 45% Fett i. Tr.	26,9	350	1460
→ 1 Scheibe (30 g)	8,1	105	438
Jerome, 45% Fett i. Tr.	25,4	343	1435
→ 1 Portion (30 g)	7,6	103	431
Käsepastete mit Walnüssen, 50% Fett i. Tr.	28	314	1315
→ 1 Portion (30 g)	8,4	94	395
Kochkäse, 10% Fett i. Tr.	3	101	423
→ 1 Portion (30 g)	0,9	30	127
Kochkäse, 20% Fett i. Tr.	5,9	131	549
→ 1 Portion (30 g)	1,8	39	165
Kochkäse, 40% Fett i. Tr.	13,9	187	781
→ 1 Portion (30 g)	4,2	56	234
Leerdamer, 45% Fett i. Tr.	27,6	352	1437
→ 1 Scheibe (30 g)	8,3	106	431
Limburger, 20% Fett i. Tr.	8,6	183	766
→ 1 Scheibe (30 g)	2,6	55	230

	Fett (g)	kcal	kJ
Limburger, 40% Fett i. Tr.	19,7	267	1118
→ 1 Scheibe (30 g)	5,9	80	335
Maaslander, 50% Fett i. Tr.	29,6	355	1486
→ 1 Scheibe (30 g)	8,9	107	446
Morbier, 40% Fett i. Tr.	22,4	297	1242
→ 1 Portion (30 g)	6,7	89	373
Münsterkäse, 45% Fett i. Tr.	23	308	1290
→ 1 Portion (30 g)	6,9	92	387
Münsterkäse, 50% Fett i. Tr.	26	329	1375
→ 1 Portion (30 g)	7,8	99	413
Naturkäse mit Kümmel, 45% Fett i. Tr.	21,8	293	1225
→ 1 Portion (30 g)	6,5	88	368
Olmützer Quargel, 0,5% Fett i. Tr.	0,5	120	510
→ 1 Portion (30 g)	0,2	36	153
Parmesan, 37% Fett i. Tr.	25,8	375	1569
→ 1 EL (5 g)	1,3	19	78
Pyrenäenkäse, 50% Fett i. Tr.	29,6	356	1488
→ 1 Scheibe (30 g)	8,9	107	446
Raclette-Käse, 48% Fett i. Tr.	28	361	1510
→ 1 Scheibe (30 g)	8,4	108	453
Räucherkäse, 45% Fett i. Tr.	25,4	343	1435
→ 1 Scheibe (30 g)	7,6	103	431
Räucherkäse, 50% Fett i. Tr.	29,6	374	1565
→ 1 Scheibe (30 g)	8,9	112	470

	Fett (g)	kcal	kJ
Romadur, 20% Fett i. Tr.	9,2	184	769
→ 1 Scheibe (30 g)	2,8	55	231
Romadur, 30% Fett i. Tr.	14,1	226	946
→ 1 Scheibe (30 g)	4,2	68	284
Romadur, 60% Fett i. Tr.	34,7	399	1670
→ 1 Scheibe (30 g)	10,4	120	501
Roquefort, 52% Fett i. Tr.	32	386	1615
→ 1 Portion (30 g)	9,6	116	485
Scheiblettenkäse, 20% Fett i. Tr.	11	207	866
→ 1 Scheibe (25 g)	2,8	52	217
Schmelzkäse, 20% Fett i. Tr.	10	188	787
→ 1 Scheibe (25 g)	2,5	47	197
Schmelzkäse, 30% Fett i. Tr.	14	209	876
→ 1 Ecke (25 g)	3,5	52	219
Schmelzkäse, 45% Fett i. Tr.	23,6	270	1130
→ 1 Ecke (25 g)	5,9	68	283
Steppenkäse, 30% Fett i. Tr.	16	270	1130
→ 1 Scheibe (30 g)	4,8	81	339
Steppenkäse, 45% Fett i. Tr.	25,4	325	1360
→ 1 Scheibe (30 g)	7,6	98	408
Tilsiter, 30% Fett i. Tr.	17,2	270	1128
→ 1 Scheibe (30 g)	5,2	81	338
Tilsiter, 45% Fett i. Tr.	27,7	358	1496
→ 1 Scheibe (30 g)	8,3	107	449

	Fett (g)	kcal	kJ
Trappistenkäse, 45% Fett i. Tr.	26,8	342	1429
→ 1 Scheibe (30 g)	8	103	429
Weichkäse m. grünem Pfeffer oder Knoblauch, 60% Fett i. Tr.	33,2	366	1531
→ 1 Portion (30 g)	10	110	459
Weinkäse, 45% Fett i. Tr.	23	308	1290
→ 1 Portion (30 g)	6,9	92	387
Weichkäse, 60% Fett i. Tr.	34,7	399	1670
→ 1 Portion (30 g)	10,4	120	501
Weißlacker, 40% Fett i. Tr.	19,7	281	1176
→ 1 Portion (30 g)	5,9	84	353
Weißlacker, 50% Fett i. Tr.	27	341	1425
→ 1 Portion (30 g)	8,1	102	428
Westlight, 30% Fett i. Tr.	18,5	271	1133
→ 1 Scheibe (30 g)	5,6	81	340
Ziegenkäse, Weichkäse, 45% Fett i. Tr.	21,8	280	1172
→ 1 Portion (30 g)	6,5	84	352
Ziegenkäse, Schnittkäse, 48% Fett i. Tr.	27	329	1378
→ 1 Scheibe (30 g)	8,1	99	413
Sojaprodukte, z. B. von Alpro soja			
Drinks: Calcium Light	1,2	30	125
→ 1 Glas 200 ml	2,4	60	250

	Fett (g)	kcal	kJ
Drinks: Calcium	1,9	42	177
→ 1 Glas 200 ml	3,8	84	354
Yofus – Joghurtalternative	2,7	58	241
→ 1 Portion (125 g)	3,4	73	301
Desserts: Vanille	1,8	80	338
→ 1 Portion (125 g)	2,3	100	423
Desserts: Schoko	2,3	88	371
→ 1 Portion (125 g)	2,9	110	464
Sahneersatz (Cusine)	17	168	694
→ 1 EL (15 g)	2,6	25	104

Eier

	Fett (g)	kcal	kJ
Hühnerei	11,3	156	651
→ 1 Stück (60 g)	6,8	94	391
Hühner Eigelb	31,9	353	1476
→ 1 Stück (20 g)	6,4	71	295
Hühner Eiklar	0,2	46	193
→ 1 Stück (40 g)	0,1	18	77

Öle und Fette

	Fett (g)	kcal	kJ
Pflanzliche Öle und Fette			
Diätmargarine	80	720	3010
→ 1 EL (10 g)	8	72	301
Diät-Halbfettmargarine	40	360	1505
→ 1 EL (10 g)	4	36	151
Distelöl Saflloröl	99,5	925	3867
→ 1 EL (10 g)	10	93	387
Kokosfett	99	924	3862
→ 1 EL (10 g)	9,9	92	386
Leinöl	99,5	925	3867
→ 1 EL (10 g)	10	93	387
Maiskeimöl	99,9	930	3887
→ 1 EL (10 g)	10	93	389
Mayonnaise, 80% Fett	80	750	3135
→ 1 EL (20 g)	16	150	627
Olivenöl	99,6	926	3870
→ 1 EL (10 g)	10	93	387
Palmkernfett	99,3	923	3858
→ 1 EL (10 g)	9,9	92	386
Palmöl	99,7	938	3921
→ 1 EL (10 g)	10	94	392
Pflanzenmargarine	80	746	3118
→ 1 EL (10 g)	8	75	312

	Fett (g)	kcal	kJ
Rapsöl	99	921	3850
→ 1 EL (10 g)	9,9	92	385
Remoulade, 50% Fett	50	488	2040
→ 1 EL (20 g)	10	98	408
Remoulade, 80% Fett	80	750	3135
→ 1 EL (20 g)	16	150	627
Sojaöl	98,6	917	3833
→ 1 EL (10 g)	9,9	92	383
Sonnenblumenöl	99,8	928	3879
→ 1 EL (10 g)	10	93	388
Traubenkernöl	99,5	925	3867
→ 1 EL (10 g)	10	93	387
Walnussöl	99,5	925	3867
→ 1 EL (10 g)	10	93	387
Weizenkeimöl	99,5	925	3867
→ 1 EL (10 g)	10	93	387
Tierische Fette			
Butter	83,2	773	3231
→ 1 EL (10 g)	8,3	77	323
Halbfettbutter	40,5	376	1572
→ 1 EL (10 g)	4,1	38	157
Knoblauchbutter	78	708	2960
→ 1 EL (10 g)	7,8	71	296

	Fett (g)	kcal	kJ
Kräuterbutter	73	676	2826
→ 1 EL (10 g)	7,3	68	283
Butterschmalz	99,5	921	3850
→ 1 EL (10 g)	10	92	385
Gänseschmalz	99,5	947	3960
→ 1 EL (10 g)	10	95	396
Rindertalg	96,5	920	3846
→ 1 EL (10 g)	9,7	92	385
Schweineschmalz	99,7	948	3963
→ 1 EL (10 g)	10	95	396

Fleisch, Geflügel und Wurstwaren

	Fett (g)	kcal	kJ
Fleisch und Innereien			
Ente, mit Haut	42,5	430	1797
→ 1 Portion (200 g)	85	860	3594
Ente, Brust ohne Haut	4,8	122	510
→ 1 Stück (300 g)	14,4	366	1530
Fasan, mit Haut	9,3	213	890
→ 1 Portion (200 g)	18,6	426	1780
Gans, mit Haut	33,6	392	1641
→ 1 Portion (200 g)	67,2	784	3282
Gänsekeule	7,5	173	723
→ 1 Portion (200 g)	15	346	1446
Hähnchen, mit Haut	17,5	230	961
→ 1 Portion (200 g)	35	460	1922
Hähnchenbrust ohne Haut	0,9	112	470
→ 1/2 Stück (200 g)	1,8	224	940
Hähnchenkeule	2,4	113	472
→ 1 Stück (150 g)	3,6	170	708
Suppenhuhn, mit Haut	18,8	261	1092
→ 1 Portion (200 g)	37,6	522	2184
Geflügelleber	4,7	142	594
→ 1 Portion (150 g)	7,1	213	891

	Fett (g)	kcal	kJ
Kaninchenfleisch	4	124	518
→ 1 Portion (200 g)	8	248	1036
Kalbfleisch, mager	0,8	101	422
→ 1 Portion (150 g)	1,2	152	633
Kalbfleisch, mittelfett	6,5	154	644
→ 1 Portion (150 g)	9,8	231	966
Kalbsleber	4,1	124	518
→ 1 Portion (150 g)	6,2	186	777
Kalbsschnitzel	1,8	99	414
→ 1 Portion (150 g)	2,7	149	621
Lammfleisch, Gulasch	28	314	1313
→ 1 Portion (150 g)	42	471	1970
Lammkeule	18,7	240	1003
→ 1 Portion (150 g)	28,1	360	1505
Lammkotelett	35,4	377	1576
→ 1 Stück (75 g)	26,6	283	1182
Pute, mit Haut	6,9	145	606
→ 1 Portion (200 g)	13,8	290	1212
Putenbrust, ohne Haut	1	115	481
→ 1 Portion (150 g)	1,5	173	722
Putenkeule	3,6	124	518
→ 1 Portion (200 g)	7,2	248	1036
Rehfleisch, Keule	1,3	106	443
→ 1 Portion (200 g)	2,6	212	886

	Fett (g)	kcal	kJ
Rehfleisch, Rücken	3,6	132	552
→ 1 Portion (200 g)	7,2	264	1104
Rindfleisch, fett	19,4	244	1020
→ 1 Portion (150 g)	29,1	366	1530
Rinderfilet	4	121	506
→ 1 Portion (150 g)	6	182	759
Rinderhackfleisch	9	166	694
→ 1 Portion (150 g)	13,5	249	1041
Rinderleber	2,1	121	506
→ 1 Portion (150 g)	3,2	182	759
Rindfleisch, mager	2,4	106	443
→ 1 Portion (150 g)	3,6	159	665
Rindfleisch, mittelfett	8,1	155	648
→ 1 Portion (150 g)	12,2	233	972
Tatar (Schabefleisch)	2,6	111	464
→ 1 Portion (150 g)	3,9	167	696
Rinderzunge	15,9	221	927
→ 1 Portion (150 g)	23,9	332	1391
Hackfleisch, gemischt Rind/Schwein	10	173	723
→ 1 Portion (150 g)	15	260	1085
Schweinefleisch, fett	29	325	1358
→ 1 Portion (150 g)	43,5	488	2037
Schweinehackfleisch	11	180	753
→ 1 Portion (150 g)	16,5	270	1130

	Fett (g)	kcal	kJ
Schweinkotelett, mittelfett	9,7	174	727
→ 1 Portion (180 g)	17,5	313	1309
Schweineleber	4,5	133	556
→ 1 Portion (150 g)	6,8	200	834
Schweinelende, mager	2	106	443
→ 1 Portion (150 g)	3	159	665
Schweinefleisch, mager	2,4	108	452
→ 1 Portion (150 g)	3,6	162	678
Schweinefleisch, mittelfett	9,8	175	732
→ 1 Portion (150 g)	14,7	263	1098
Schweineniere	3,2	96	402
→ 1 Portion (150 g)	4,8	144	603
Schweineschnitzel, mager	1,9	106	443
→ 1 Portion (150 g)	2,9	159	665
Schweinezunge	16	207	869
→ 1 Portion (150 g)	24	311	1304
Fleisch- und Wurstgerichte			
Bockwurst	25,3	294	1229
→ 1 Stück (80 g)	20,2	235	983
Bratwurst, fein	28	334	1400
→ 1 Stück (120 g)	33,6	401	1680
Bratwurst, grob	30,5	346	1446
→ 1 Stück (120 g)	36,6	415	1735

	Fett (g)	kcal	kJ
Brühwürstchen	18,8	253	1058
→ 1 Stück (80 g)	15	202	846
Currywurst	23,5	304	1272
→ 1 Stück (120 g)	28,2	365	1526
Fleischkäse, Aufschnitt	30,4	340	1421
→ 1 Scheibe (25 g)	7,6	85	355
Fleischkäse, gebraten	40,1	417	1743
→ 1 Portion (150 g)	60,2	626	2615
Frankfurter Rindswurst	26,9	328	1373
→ 1 Stück (120 g)	32,3	394	1648
Frankfurter Würstchen	24,4	280	1170
→ 1 Stück (80 g)	19,5	224	936
Frikadelle	9,8	185	773
→ 1 Portion (150 g)	14,7	278	1160
Weißwurst	27	297	1242
→ 1 Stück (60 g)	16,2	178	745
Wiener Würstchen	26,7	313	1311
→ 1 Stück (80 g)	21,4	250	1049
Pfälzer Saumagen	16,4	220	920
→ 1 Portion (150 g)	24,6	330	1380
Cabanossi	37,4	448	1876
→ 1 Wurst (150 g)	56,1	672	2814

	Fett (g)	kcal	kJ
Fleisch- und Wurstwaren			
Bierschinken	12	180	752
→ 1 Scheibe (25 g)	3	45	188
Bierwurst, bayrisch	23	282	1179
→ 1 Scheibe (25 g)	5,8	71	295
Blutwurst	38,5	424	1772
→ 1 Scheibe (25 g)	9,6	106	443
Bündner Fleisch	9,5	256	1070
→ 2 Scheiben (10 g)	1	26	107
Cervelatwurst	43,2	485	2027
→ 1 Scheibe (20 g)	8,6	97	405
Corned beef	6	155	647
→ 1 Scheibe (25 g)	1,5	39	162
Fleischwurst	27	316	1321
→ 1 Scheibe (25 g)	6,8	79	330
Geflügelwurst	18,3	265	1109
→ 1 Scheibe (25 g)	4,6	66	277
Gelbwurst	32,7	360	1505
→ 1 Scheibe (25 g)	8,2	90	376
Jagdwurst	23	275	1150
→ 1 Scheibe (25 g)	5,8	69	288
Kalbfleischsülze	3,5	92	394
→ 1 Scheibe (25 g)	0,9	23	99
Kasseler Aufschnitt	17,6	273	1144
→ 1 Scheibe (25 g)	4,4	68	286

	Fett (g)	kcal	kJ
Katenrauchwurst	45	460	1925
→ 1 Scheibe (25 g)	11,3	115	481
Knoblauchwurst	40,9	480	2011
→ 1 Scheibe (25 g)	10,2	120	503
Lachsschinken	5,5	139	581
→ 1 Scheibe (10 g)	0,6	14	58
Landjäger	42	505	2110
→ 1 Scheibe (25 g)	10,5	126	528
Leberpastete	28,6	340	1421
→ 1 Portion (25 g)	7,2	85	355
Leberwurst, fein	34	370	1545
→ 1 Portion (25 g)	8,5	93	386
Leberwurst, grob	34,2	378	1580
→ 1 Portion (25 g)	8,6	95	395
Kalbsleberwurst	36	390	1630
→ 1 Portion (25 g)	9	98	408
Lyoner	29	334	1399
→ 1 Stückchen (25 g)	7,3	84	350
Mettwurst, grob	27,5	319	1333
→ 1 Stückchen (25 g)	6,9	80	333
Mettwurst, gekocht	30	353	1476
→ 1 Stückchen (25 g)	7,5	88	369
Mettwurst luftgetrocknet	36,1	424	1772
→ 1 Stückchen (25 g)	9	106	443

	Fett (g)	kcal	kJ
Mettwurst, streichfähig	36,7	395	1651
→ 1 Stückchen (25 g)	9,2	99	413
Mortadella	32,8	366	1530
→ 1 Scheibe (25 g)	8,2	92	383
Plockwurst	45	510	2132
→ 1 Scheibe (25 g)	11,3	128	533
Putenbierschinken	9	148	628
→ 1 Scheibe (25 g)	2,3	37	157
Putenbrust, geräuchert	2,5	115	483
→ 1 Scheibe (25 g)	0,6	29	121
Putenfleisch in Champignon-Aspik	2,5	94	398
→ 1 Scheibe (25 g)	0,6	24	100
Puntenschinkenwurst	15	195	819
→ 1 Scheibe (25 g)	3,8	49	205
Rauchfleisch	9,5	256	1070
→ 1 Scheibe (10 g)	1	26	107
Rotwurst	30,3	381	1595
→ 1 Scheibe (25 g)	7,6	95	399
Salami	36	425	1777
→ 1 Scheibe (20 g)	7,2	85	355
Schinkenplockwurst	30	382	1597
→ 1 Scheibe (20 g)	6	76	319
Schinkenwurst	31,5	428	1792
→ 1 Scheibe (25 g)	7,9	107	448

	Fett (g)	kcal	kJ
Schwartenmagen	24	293	1225
→ 1 Scheibe (25 g)	6	73	306
Schweineschinken, gekocht	11	215	901
→ 1 Scheibe (40 g)	4,4	86	360
Schweineschinken, geräuchert	16	290	1212
→ 1 Scheibe (10 g)	1,6	29	121
Schweinespeck, durchwachsen	36	402	1683
→ 1 Scheibe (25 g)	9	101	421
Schweinespeck, geräuchert	65	645	2700
→ 1 Scheibe (25 g)	16,3	161	675
Teewurst	38	418	1747
→ 1 Portion (25 g)	9,5	105	437
Teewurst Rügenwalder Art	32,8	368	1540
→ 1 Portion (25 g)	8,2	92	385
Zungenblutwurst	34,5	391	1638
→ 1 Scheibe (25 g)	8,6	98	410
Zungenwurst	22,2	332	1389
→ 1 Scheibe (25 g)	5,6	83	347
Brotaufstrichpasteten von Tartex			
Vegetabile Pastete Champignon	18	210	860
→ 1 Portion (25 g)	4,5	53	215
Vegetabile Pastete Delikatess	18	220	920
→ 1 Portion (25 g)	4,5	55	230

	Fett (g)	kcal	kJ
Vegetabile Pastete Exquisit	25	281	1160
→ 1 Portion (25 g)	6,3	70	290
Vegetabile Pastete Paprika	18	225	935
→ 1 Portion (25 g)	4,5	56	234
Vegetabile Pastete Knoblauch	17	230	945
→ 1 Portion (25 g)	4,3	58	236
Vegetabile Pastete Ungarische Art	17	210	860
→ 1 Portion (25 g)	4,3	53	215
Vegetabile Pastete Winzer	24	275	1145
→ 1 Portion (25 g)	6	69	286
Vegetabile Pastete Primbella	19	241	1001
→ 1 Portion (25 g)	4,8	60	250
Vegetabile Pastete Tomabella	16,1	217	902
→ 1 Portion (25 g)	4	54	226
Vegetabile Pastete Olivera	20,1	225	932
→ 1 Portion (25 g)	5	56	233
Vegetabile Pastete Grüner Pfeffer	17,8	230	954
→ 1 Portion (25 g)	4,5	58	239
Vegetabile Pastete Chili	16,8	215	892
→ 1 Portion (25 g)	4,2	54	223
Vegetabile Pastete Champagner-Trüffel	22	257	1066
→ 1 Portion (25 g)	5,5	64	267
Vegetabile Pastete Shihitake	17	204	845
→ 1 Portion (25 g)	4,3	51	211

Fisch, Schalen- und Krustentiere

	Fett (g)	kcal	kJ
z. B. von „Deutsche See"			
Aal	24,5	281	1162
→ 1 Portion (150 g)	36,8	422	1743
Barsch	0,8	81	342
→ 1 Portion (150 g)	1,2	122	513
Flunder	0,7	72	306
→ 1 Portion (150 g)	1,1	108	459
Forelle	2,7	103	433
→ 1 Portion (150 g)	4,1	155	650
Hecht	0,9	81	344
→ 1 Portion (150 g)	1,3	122	516
Heilbutt, weiß	1,7	96	405
→ 1 Portion (150 g)	2,6	144	608
Heilbutt, schwarz	9,8	141	578
→ 1 Portion (150 g)	14,7	212	867
Hering, grün (Atlantik)	17,8	233	968
→ 1 Portion (150 g)	26,7	350	1452
Kabeljau (Dorsch)	0,6	77	324
→ 1 Portion (150 g)	1	116	486
Karpfen	4,8	115	484
→ 1 Portion (150 g)	7,2	173	726

	Fett (g)	kcal	kJ
Lachs	13,6	202	842
→ 1 Portion (150 g)	20,4	303	1263
Makrele	11,9	182	758
→ 1 Portion (150 g)	17,9	273	1137
Rotbarsch	3,6	105	443
→ 1 Portion (150 g)	5,4	158	665
Sardelle	2,3	101	427
→ 1 Portion (150 g)	3,5	152	641
Sardine	4,5	118	498
→ 1 Portion (150 g)	6,8	177	747
Schellfisch	0,6	77	327
→ 1 Portion (150 g)	0,9	116	491
Schleie	0,7	77	328
→ 1 Portion (150 g)	1,1	116	492
Scholle	1,9	86	361
→ 1 Portion (150 g)	2,9	129	542
Seehecht	2,5	92	386
→ 1 Portion (150 g)	3,8	138	579
Seelachs (Köhler)	0,9	81	344
→ 1 Portion (150 g)	1,4	122	516
Seezunge	1,4	82	348
→ 1 Portion (150 g)	2,1	123	522
Thunfisch	15,5	226	939
→ 1 Portion (150 g)	23,3	339	1409

	Fett (g)	kcal	kJ
Wels	11,3	163	678
→ 1 Portion (150 g)	17	245	1017
Zander	0,7	83	353
→ 1 Portion (150 g)	1,1	125	530
Aal, geräuchert	28,6	329	1363
→ 1 kleines Stück (100 g)	28,6	329	1363
Fischstäbchen	9,5	210	878
→ 1 Portion (200 g)	19	420	1756
Forellenfilet, geräuchert	4,5	188	787
→ 1 Stück (100 g)	4,5	188	787
Hering (Ostsee)	9,2	155	646
→ 1 Portion (150 g)	13,7	233	969
Hering, mariniert	16	210	873
→ 1 Portion (150 g)	24	315	1310
Brathering	15,2	204	848
→ 1 Portion (150 g)	22,8	306	1272
Matjeshering	22,6	267	1108
→ 1 Portion (150 g)	33,9	401	1662
Heringfilets in Tomatensauce	15	206	861
→ 1 Portion (200 g)	30	412	1722
Rollmops	15	216	903
→ 1 Portion (150 g)	22,5	324	1355
Heringssalat	24	245	1024
→ 1 Portion (200 g)	48	490	2048

	Fett (g)	kcal	kJ
Heringsstipp	27	285	1190
→ 1 Portion (200 g)	54	570	2380
Kabeljaufilet, paniert	10,3	222	928
→ 1 Portion (200 g)	20,6	444	1856
Kaviar-Ersatz	6,5	114	477
→ 2–3 EL (50 g)	3,2	57	239
Lachs, geräuchert	5	145	606
→ 1 kleines Stück (100 g)	5	145	606
Makrele, geräuchert	15,5	222	925
→ 1 kleine Portion (100 g)	15,5	222	925
Sardelle, gesalzen	2	100	418
→ 1 Portion (150 g)	3	150	627
Sardine in Öl	13,9	222	924
→ 1 kleine Portion (100 g)	13,9	222	924
Schillerlocken	24,1	302	1254
→ 1 kleines Stück (100 g)	24,1	302	1254
Scholle, paniert	19,5	287	1200
→ 1 Portion (200 g)	39	574	2400
Seelachs in Öl (Lachsersatz)	8	150	628
→ 1 kleine Portion (100 g)	8	150	628
Seelachsfilet, paniert	7,9	169	706
→ 1 Portion (200 g)	15,8	338	1412
Sprotte	16,6	216	898
→ 1 kleine Portion (100 g)	16,6	216	898

	Fett (g)	kcal	kJ
Tintenfisch, paniert	26,4	314	1313
→ 1 Portion (200 g)	52,8	628	2626
Auster, ausgelöst (essbarer Anteil)	1,2	66	279
→ 5–6 Stück (200 g)	2,4	132	558
Hummer, ausgelöst	1,9	81	341
→ 1 Portion (200 g)	3,8	162	682
Krabben, frisch	1,5	105	441
→ 1 Portion (100 g)	1,5	105	441
Languste Scampi	1,1	84	355
→ 1 Portion (100 g)	1,1	84	355
Miesmuschel, ausgelöst	2	68	286
→ 1 Portion (200 g)	3,9	136	572
Nordseegarnele, ausgelöst	1,4	87	369
→ 1 Portion (100 g)	1,4	87	369
Shrimps, ausgelöst	0,8	73	305
→ 1 Portion (100 g)	0,8	73	305
Tiefseegarnele Dose	1,2	94	393
→ 1 Portion (100 g)	1,2	94	393
Tintenfisch	0,9	73	307
→ 1 Portion (150 g)	1,4	110	461

Angaben und Werte von „Deutsche See" GmbH, Bremerhaven

Fertiggerichte und Würzmittel

	Fett (g)	kcal	kJ
Essig, saures Gemüse & Co, z. B. von Kühne			
Aceto Balsamico di Modena	0	113	471
→ 1 EL (10 g)	0	11	47
Condimento Balsamico bianco	0	107	448
→ 1 EL (10 g)	0	11	45
Condimento Balsamico rosso	0	112	477
→ 1 EL (10 g)	0	11	48
feiner Weißwein-Essig	0	24	100
→ 1 EL (10 g)	0	2	10
Rotwein-Essig	0	22	90
→ 1 EL (10 g)	0	2	9
Kräuter-Essig	0	17	72
→ 1 EL (10 g)	0	2	7
Condimento Balsamico verde	0	100	427
→ 1 EL (10 g)	0	10	43
Condimento Balsamico Sherry	0	103	429
→ 1 EL (10 g)	0	10	43
Condimento Balsamico Basilikum	0	118	494
→ 1 EL (10 g)	0	12	49
Condimento Balsamico Honig	0	118	496
→ 1 EL (10 g)	0	12	50

	Fett (g)	kcal	kJ
Feine Gürkchen, pikant-würzig	0,3	66	279
→ 2 Stück (10 g)	0	7	28
Rote Bete Kugeln	0,2	62	262
→ 2 Kugeln (10 g)	0	6	25
Mildwürzige Gürkchen	0,3	63	266
→ 2 Stück (10 g)	0	6	27
Scharfe Gürkchen, feurig-würzig	0,3	54	229
→ 2 Stück (10 g)	0	5	23
Süße Gürkchen, mild-würzig	0,3	60	254
→ 2 Stück (10 g)	0	6	25
Silberzwiebeln	0,3	48	202
→ 3–4 Stück (10 g)	0	5	20
Mixed Pickles	0,2	33	140
→ 3–4 Stück (10 g)	0	3	14
Paprika in Streifen	0,3	33	140
→ 3 Streifen (10 g)	0	3	14
Maiskölbchen	0,5	41	173
→ 1 Stück (10 g)	0,1	4	17
Peperoni, feurigscharf	1,5	44	186
→ 3 Stück (10 g)	0,2	4	19
Peperoni, mild	1,5	60	254
→ 3 Stück (10 g)	0,2	6	25
Kürbis, Stückchen	0,1	90	381
→ 3 Stückchen (10 g)	0	9	38

	Fett (g)	kcal	kJ
Rote Beete, Scheiben	0,2	53	225
→ 2–3 Scheiben (10 g)	0	5	23
Rotkohl	0,2	52	222
→ 1 Portion (200 g)	0,4	104	444
Apfelrotkohl	0,2	53	225
→ 1 Portion (200 g)	0,4	106	450
Grünkohl, nach Oldenburger Art	0,9	36	152
→ 1 Portion (200 g)	1,8	72	304
Sauerkraut, Ananasweinkraut	0,3	34	144
→ 1 Portion (200 g)	0,6	68	288
Sauerkraut, Weinkraut	0,3	26	110
→ 1 Portion (200 g)	0,6	52	220
Fertiggerichte aus der Dose, z. B. MAGGI EIN TELLER			
Bauerntopf	4,6	85	355
→ 1 Dose (325 g)	15	276	1154
Chili Con Carne	2,3	97	410
→ 1 Dose (325 g)	7,5	315	1333
Erbsentopf mit Speck	4,5	92	386
→ 1 Dose (340 g)	15,3	313	1312
Grüner Bohnentopf mit Rindfleisch	0,5	33	138
→ 1 Dose (325 g)	1,6	107	449
Gulaschtopf mit Kartoffeln	3,5	68	285
→ 1 Dose (315 g)	11	214	898

	Fett (g)	kcal	kJ
Kartoffeltopf	2,6	62	259
→ 1 Dose (325 g)	8,5	202	842
Linsentopf mit Speck	3,1	76	320
→ 1 Dose (330 g)	10,2	251	1056
Nudeltopf mit Fleischklößchen	2,1	50	209
→ 1 Dose (325 g)	6,8	163	681
Nudeltopf mit Huhn	5,5	92	384
→ 1 Dose (325 g)	17,9	299	1248
Ravioli „Bolognese"	3,4	87	365
→ 1 Dose (340 g)	11,6	296	1241
Reistopf mit Huhn	4,1	73	306
→ 1 Dose (325 g)	13,3	237	995
Salatsaucenpulver z. B. von Maggi			
Salat mit Pfiff „Dill Petersilie"	0,9	203	861
→ 1 Beutel (8 g)	0,1	16	69
Salat mit Pfiff „Gartenkräuter"	1	213	902
→ 1 Beutel (8 g)	0,1	17	72
Salat mit Pfiff „Italienische Art"	1,3	229	970
→ 1 Beutel (8 g)	0,1	18	78
Salat mit Pfiff „Joghurt Kräuter"	1,1	254	1080
→ 1 Beutel (8 g)	0,1	20	86
Salat mit Pfiff „Kräuter Paprika"	1,2	229	973
→ 1 Beutel (8 g)	0,1	18	78

	Fett (g)	kcal	kJ
Würzsacuen z. B. von Maggi			
MAGGI Würze (Tischflasche)	0,1	68	289
→ 1 TL (5 g)	0	3	14
Würzpaste Asia-Pfanne			
„Curry-Ingwer"	13,3	250	1045
→ 1 EL (10 g)	1,3	25	105
Würzpaste China-Pfanne			
„Sesam-Honig"	12,7	345	1452
→ 1 EL (10 g)	1,3	35	145
Würzpaste Malay-Pfanne „Hot Chili"	13	233	974
→ 1 EL (10 g)	1,3	23	97
Würzpaste Thai-Pfanne			
„Zitronengras"	13,1	221	922
→ 1 EL (10 g)	1,3	22	92
Würzsauce Magic Asia	0	119	504
→ 1 EL (10 g)	0	12	50
Würzsauce Texicana Salsa	0,2	97	413
→ 1 EL (10 g)	0	10	41
Tütensuppen z. B. von Maggi			
Bauernsuppe mit geröstetem Grieß	5,5	303	1280
→ 1 küchenfertige Port. (250 ml)	0,8	46	195
Broccolisuppe	19,3	407	1705
→ 1 küchenfertige Port. (250 ml)	3,5	73	307

	Fett (g)	kcal	kJ
Buchstabensuppe	3,7	347	1471
→ 1 küchenfertige Port. (250 ml)	1,2	95	405
Champignon Cremesuppe	13	375	1578
→ 1 küchenfertige Port. (250 ml)	2,2	63	264
Eiermuschelsuppe	5,6	319	1347
→ 1 küchenfertige Port. (250 ml)	0,9	47	200
Fleischklößchensuppe	6,8	335	1416
→ 1 küchenfertige Port. (250 ml)	1	51	216
Frühlingssuppe	7,7	335	1415
→ 1 küchenfertige Port. (250 ml)	1,3	56	237
Gespenstersuppe	3,5	325	1379
→ 1 küchenfertige Port. (250 ml)	0,9	103	436
Grießklößchensuppe	14	373	1568
→ 1 küchenfertige Port. (250 ml)	2	53	223
Hochzeitssuppe	7,5	322	1358
→ 1 küchenfertige Port. (250 ml)	1,2	50	210
Hühnersuppe	3,5	317	1345
→ 1 küchenfertige Port. (250 ml)	0,6	55	235
Hühnersuppe mit Tierfiguren	5,5	348	1476
→ 1 küchenfertige Port. (250 ml)	0,9	93	395
Ochsenschwanzsuppe	21,2	416	1742
→ 1 küchenfertige Port. (250 ml)	4,2	83	348
Rindfleischsuppe	4,5	340	1437
→ 1 küchenfertige Port. (250 ml)	1	72	306

	Fett (g)	kcal	kJ
Spargelcremesuppe	11,5	373	1572
→ 1 küchenfertige Port. (250 ml)	2,5	72	302
Steinpilzsuppe	12,3	369	1555
→ 1 küchenfertige Port. (250 ml)	2,3	69	291
Tomatencremesuppe	5,5	339	1434
→ 1 küchenfertige Port. (250 ml)	1,1	74	315
Maggi 5 Minuten Terrine			
Spaghetti in Käse-Sahne Sauce	20,2	448	1881
→ 1 Becher (230 g) angerührt	12,5	278	1166
Broccoli-Nudeltopf	11,6	391	1646
→ 1 Becher (245 g) angerührt	5,9	199	840
Terrine Chili con Carne	12,5	380	1599
→ 1 Becher (245 g) angerührt	7,6	232	975
Feiner Nudeltopf mit grünem Spargel	3,7	359	1520
→ 1 Becher (260 g) angerührt	2	197	836
Gulaschtopf	11,1	382	1603
→ 1 Becher (240 g) angerührt	6,8	233	982
Hot Chili	9,6	383	1618
→ 1 Becher (255 g) angerührt	6,1	245	1036
Hühner-Nudeltopf	6,5	359	1518
→ 1 Becher (255 g) angerührt	2,8	154	653
Kartoffelbrei Crème fraîche	28,1	476	1989
→ 1 Becher (200 g) angerührt	14,6	248	1034

	Fett (g)	kcal	kJ
Kartoffelbrei mit Blattspinat	19	418	1752
→ 1 Becher (220 g) angerührt	9,7	213	894
Kartoffelbrei mit Fleischklößchen	18	417	1750
→ 1 Becher (220 g) angerührt	8,8	204	858
Kartoffelbrei mit Röstzwiebeln und Croutons	24,6	462	1934
→ 1 Becher (220 g) angerührt	14,5	273	1141
Maccaroncini in Tomaten-BBQ-Sauce	2,1	339	1437
→ 1 Becher (235 g) angerührt	1,3	203	862
Nudeln in Lachs-Sahnesauce	14,2	415	1746
→ 1 Becher (240 g) angerührt	8,4	245	1030
Nudeln in Paprika-Rahmsauce	17,8	443	1862
→ 1 Becher (230 g) angerührt	10,3	261	1099
Nudeln in Pfeffer-Rahmsauce	17,4	426	1790
→ 1 Becher (250 g) angerührt	11	268	1128
Nudeln in Rahmsauce	18,6	438	1841
→ 1 Becher (245 g) angerührt	11,7	276	1159
Nudeln in Tomate-Mozzarella-Sauce	10,8	388	1636
→ 1 Becher (250 g) angerührt	6,2	221	933
Nudeln in Waldpilzrahmsauce	20,8	447	1875
→ 1 Becher (260 g) angerührt	12,7	273	1143
Spaghetti Bolognese	13,4	402	1689
→ 1 Becher (250 g) angerührt	8,3	249	1048
Spaghetti in Tomatensauce	9,1	373	1575
→ 1 Becher (250 g) angerührt	5,6	231	976

	Fett (g)	kcal	kJ
Spaghetti in cremiger Schinkensauce	23,8	467	1955
→ 1 Becher (250 g) angerührt	15,2	299	1251
Tagliatelle in Bärlauch-Sauce	15,7	416	1747
→ 1 Becher (240 g) angerührt	8,5	225	225

Pizzen und Bistrobaguette

	Fett (g)	kcal	kJ
Pizza Calzone Speciale	13,7	257	1073
→ 1 Pizza	39,7	745	3112
Pizza Funghi	12,2	233	974
→ 1 Pizza	44,5	850	3555
Pizza Hawaii	8,4	214	898
→ 1 Pizza	29,8	760	3188
Pizza Mozzarella	14,4	272	1139
→ 1 Pizza	48,2	911	3816
Pizza Pasta	8,7	223	936
→ 1 Pizza	35,7	914	3838
Pizza Pepperoni-Salame	13,6	268	1123
→ 1 Pizza	43,5	858	3594
Pizza Pollo	9,2	212	889
→ 1 Pizza	32,7	753	3156
Pizza Pomodori	9,5	214	898
→ 1 Pizza	32,8	738	3098

	Fett (g)	kcal	kJ
Pizza Prosciutto	10,1	228	956
→ 1 Pizza	33,3	752	3155
Pizza Quattro Formaggi	14,1	266	1112
→ 1 Pizza	47,9	904	3781
Pizza Quattro Stagioni	11	225	943
→ 1 Pizza	40,7	833	3489
Pizza Salami	14	273	1144
→ 1 Pizza	44,8	874	3661
Pizza Speciale	12,7	251	1049
→ 1 Pizza	41,9	828	3462
Pizza Spinaci	11,6	220	919
→ 1 Pizza	45,2	858	3584
Pizza Tonno	14,5	266	1113
→ 1 Pizza	51,5	944	3951
Pizza Calabrese Salame	12,8	256	1071
→ 1 Pizza	42,2	845	3534
Pizza Vegetale	9	197	826
→ 1 Pizza	34,6	758	3180
Baguette Salami à la Lyonnaise	10,8	239	1001
→ 1 Baguette	13,5	299	1251
Baguette Jambon-Fromage	12	258	1081
→ 1 Baguette	15	323	1351

	Fett (g)	kcal	kJ
Baguette Champignons à la Normande	9,8	224	938
→ 1 Baguette	12,3	280	1173
Baguette Bolognaise	7,6	211	888
→ 1 Baguette	9,5	264	1110
Baguette Tomate-Fromage	10,5	231	967
→ 1 Baguette	13,1	289	1209
Baguette Thon à la Niçoise	10,1	238	999
→ 1 Baguette	12,6	298	1249
Baguette Diavolo	9,9	231	971
→ 1 Baguette	12,4	289	1214
Baguette Hawaii	7,1	213	895
→ 1 Baguette	8,9	266	1119
Gourmet Baguette Provence	13,6	273	1142
→ 1 Baguette	17	341	1428
Gourmet Baguette Saumon á la florentine	9,8	230	965
→ 1 Baguette	12,3	288	1206
Gourmet Baguette Coq au Vin	10,2	233	976
→ 1 Baguette	12,8	291	1220

GETRÄNKE

	Fett (g)	kcal	kJ
Getränke, alkoholfrei			
Acerolasaft	0	22	92
→ 1 Glas (200 ml)	0	44	184
ACE-Erfrischungsgetränk	0,1	50	213
→ 1 Glas (200 ml)	0,2	100	426
Ananassaft	0	56	235
→ 1 Glas (200 ml)	0	112	470
Apfelsaft	0	47	196
→ 1 Glas (200 ml)	0	94	392
Apfelfruchtsaftgetränk	0	47	196
→ 1 Glas (200 ml)	0	94	392
Bitter Lemon	0	49	205
→ 1 Glas (200 ml)	0	98	410
Blutorangendrink	0	56	238
→ 1 Glas (200 ml)	0	112	476
Colagetränke	0	46	192
→ 1 Glas (200 ml)	0	92	384
Cola-Mixgetränke, alkoholfrei	0	45	188
→ 1 Glas (200 ml)	0	90	376
Eistee	0	30	126
→ 1 Glas (200 ml)	0	60	252
Gemüsesaft	0	17	71
→ 1 Glas (200 ml)	0	34	142

	Fett (g)	kcal	kJ
Ginger Ale	0	35	147
→ 1 Glas (200 ml)	0	70	294
Grapefruitsaft	0	48	201
→ 1 Glas (200 ml)	0	96	402
Johannisbeernektar	0	54	223
→ 1 Glas (200 ml)	0	108	446
Kirschsaft	0	41	172
→ 1 Glas (200 ml)	0	82	344
Limonade	0	49	205
→ 1 Glas (200 ml)	0	98	410
Mineralwasser	0	0	0
→ 1 Glas (200 ml)	0	0	0
Möhrensaft	0,1	27	113
→ 1 Glas (200 ml)	0,2	54	226
Multivitamindrink	0	55	234
→ 1 Glas (200 ml)	0	110	468
Multivitamin-Nektar	0,1	47	196
→ 1 Glas (200 ml)	0,2	94	392
Orangennektar	0,1	45	188
→ 1 Glas (200 ml)	0,2	90	376
Orangensaft	0,1	45	188
→ 1 Glas (200 ml)	0,2	90	376
Rote-Bete-Saft	0,1	40	168
→ 1 Glas (200 ml)	0,2	80	336

	Fett (g)	kcal	kJ
Sauerkirschnektar	0	57	240
→ 1 Glas (200 ml)	0	114	480
Sauerkrautsaft	0	12	50
→ 1 Glas (200 ml)	0	24	100
Tomatensaft	0,1	17	71
→ 1 Glas (200 ml)	0,2	34	142
Tonic Water	0	37	155
→ 1 Glas (200 ml)	0	74	310
Traubensaft	0	69	288
→ 1 Glas (200 ml)	0	138	576
Trinkwasser	0	0	0
→ 1 Glas (200 ml)	0	0	0
Zitronensaft	0	35	147
→ 1 Glas (200 ml)	0	70	294
Zitronenlimonade, klar	0	32	134
→ 1 Glas (200 ml)	0	64	268

Warme Getränke

	Fett (g)	kcal	kJ
Nescafé Classic	0	49	206
→ 1 Tasse (150 ml)	0	1	4
Nescafé Classic entkoffeiniert	0	49	206
→ 1 Tasse (150 ml)	0	1	4
Nescafé Dolce Gusto Caffè Lungo	0	49	206
→ 1 Tasse (150 ml)	0	1	4

	Fett (g)	kcal	kJ
Nescafé Dolce Gusto Espresso	0	49	206
→ 1 Tasse (150 ml)	0	0	1
Nescafé Gold	0	49	206
→ 1 Tasse (150 ml)	0	1	4
Nescafé Gold entkoffeiniert	0	49	206
→ 1 Tasse (150 ml)	0	1	4
Nescafé Gold mild	0	49	206
→ 1 Tasse (150 ml)	0	1	4
Nescafé Typ Espresso	0	49	206
→ 1 Tasse (150 ml)	0	1	4
Nescafé Unser Bester	0	49	206
→ 1 Tasse (150 ml)	0	1	4
Nescafé Dolce Gusto Cappuc. Ice	10,4	411	1718
→ 1 Tasse (240 ml)	2,8	111	464
Nescafé Dolce Gusto Cappuccino	19,2	444	1856
→ 1 Tasse (250 ml)	3,7	84	352
Nescafé Dolce Gusto Latte Macch.	21,5	461	1927
→ 1 Tasse (225 ml)	4,2	89	374
Nescafé Typ Café au lait	21,4	437	1829
→ 1 Tasse (150 ml)	2,6	51	215
Nescafé Typ Cappuccino Classico	16,9	433	1820
→ 1 Tasse (150 ml)	2,1	54	228
Nescafé Typ Cappuccino International Choco	12,3	422	1779
→ 1 Tasse (120 ml)	1,7	59	249

	Fett (g)	kcal	kJ
Nescafé Typ Cappuccino International Crema Latte	14,7	439	1849
→ 1 Tasse (120 ml)	2,1	61	259
Nescafé Typ Cappuccino International Vanilla	13,5	439	1848
→ 1 Tasse (120 ml)	1,9	61	259
Nescafé Typ Cappuccino cremig zart	17,4	444	1859
→ 1 Tasse (150 ml)	2,4	62	260
Nescafé Typ Cappuccino entkoff.	14,6	428	1792
→ 1 Tasse (150 ml)	1,8	54	224
Nescafé Typ Cappuccino ungesüßt	23,8	464	1941
→ 1 Tasse (150 ml)	3	58	243
Nescafé Typ Espresso Macchiato	2,9	359	1520
→ 1 Tasse (150 ml)	0,2	26	111
Nescafé Typ Latte Macchiato	28,5	498	2082
→ 1 Glas (200 ml)	5,1	90	370
Nescafé Typ Latte Macchiato iced	2,8	382	1600
→ 1 Glas (200 ml)	0,6	88	368
Nescafé Typ Latte Macchiato leicht gesüßt	22,9	474	1981
→ 1 Glas (200 ml)	4,1	85	357
Nescafé Typ Wiener Melange	13,1	418	1750
→ 1 Tasse (150 ml)	2,4	75	315

	Fett (g)	kcal	kJ
Nescafé frappé Typ Eiskaffee	0,1	361	1535
→ 1 Glas (200 ml), zubereitet			
mit Vollmilch	7,2	181	755
Nescafé frappé Typ Piña Colada	0	370	1572
→ 1 Glas (200 ml), zubereitet			
mit Vollmilch	3,2	148	620
Caro Choco	15,3	436	1833
→ 1 Tasse (120 ml)	2,9	83	348
Caro Extra	0	267	1133
→ 1 Tasse (150 ml)	0	8	34
Caro Orginal	0	352	1494
→ 1 Tasse (150 ml)	0	7	30
Caro Typ Honig	12,8	432	1816
→ 1 Tasse (150 ml)	1,6	54	227
Caro Typ Latte	19,2	456	1896
→ 1 Tasse (150 ml)	2,4	57	237
Kathreiner Kneipp Malzkaffee	0,1	9	36
→ 1 Tasse (150 ml)	0	13	55
Linde´s Kornkaffee	0	2	12
→ 1 Tasse (150 ml)	0	4	16
Chococino	15,7	447	1881
→ 1 Tasse (110 ml)	3,5	98	414
Feinste heiße Schokolade	7,9	371	1567
→ 1 Tasse (150 ml), zubereitet			
mit Vollmilch	6,5	154	640

	Fett (g)	kcal	kJ
Lion Typ Choco-Caramel-Drink	3,1	364	1542
→ 1 Glas (200 ml), zubereitet mit fettarmer Milch	3,8	169	708
Nescafé Dolce Gusto Chococino	16,1	437	1830
→ 1 Tasse (150 ml)	5,4	147	618
Nesquik	3,1	363	1537
→ 1 Glas (200 ml), zubereitet mit fettarmer Milch	3,8	169	707
Nesquik Calci-N	3,3	359	1522
→ 1 Glas (150 ml), zubereitet mit Vollmilch	5,9	152	633
Nesquik Typ Erdbeer-Joghurt	0,1	374	1589
→ 1 Glas (200 ml), zubereitet mit fettarmer Milch	3,2	171	718
Nesquik Typ Vanille-Joghurt	0,2	374	1590
→ 1 Glas (200 ml), zubereitet mit fettarmer Milch	3,2	171	718
Nesquik Zucker-reduziert	3,2	360	1526
→ 1 Glas (200 ml), zubereitet mit fettarmer Milch	3,8	168	705
Früchtetee	0	1	4
→ 1 Tasse (150 ml)	0	2	6
Grüner Tee	0	0	0
→ 1 Tasse (150 ml)	0	0	0

	Fett (g)	kcal	kJ
Kräutertee	0	0	0
→ 1 Tasse (150 ml)	0	0	0
Schwarzer Tee	0	0	0
→ 1 Tasse (150 ml)	0	0	0
Alkoholische Getränke			
Bier			
Altbier	0	44	184
→ 1 Glas (200 ml)	0	88	368
Bier, dunkel	0	39	164
→ 1 Glas (330 ml)	0	129	541
Export	0	43	180
→ 1 Glas (330 ml)	0	142	594
Kölsch	0	42	176
→ 1 Glas (200 ml)	0	84	352
Bier mit Limonade	0	46	192
→ 1 Glas (330 ml)	0	152	634
Pils, hell	0	42	176
→ 1 Glas (330 ml)	0	139	581
Pils, alkoholarm	0	26	109
→ 1 Glas (330 ml)	0	86	360
Pils, alkoholfrei	0	28	117
→ 1 Glas (330 ml)	0	92	386
Diätbier	0	27	113
→ 1 Glas (330 ml)	0	89	373

	Fett (g)	kcal	kJ
Doppelbockbier	0	59	248
→ 1 Glas (330 ml)	0	195	818
Malzbier	0	52	218
→ 1 Glas (330 ml)	0	172	719
Weizenbier (Weißbier)	0	43	180
→ 1 Glas (500 ml)	0	215	900
Weine und Sekte			
Apfelwein (Most)	0	46	193
→ 1 Glas (200 ml)	0	92	386
Federweißer	0	78	326
→ 1 Glas (125 ml)	0	98	408
Glühwein	0	92	385
→ 1 Glas (200 ml)	0	184	770
Portwein	0	157	656
→ 1 Glas (60 ml)	0	94	394
Rotwein, leicht	0	65	272
→ 1 Glas (125 ml)	0	81	340
Rotwein, schwer	0	78	326
→ 1 Glas (125 ml)	0	98	408
Sangria	0	100	418
→ 1 Glas (200 ml)	0	200	836
Schorle	0	35	146
→ 1 Glas (200 ml)	0	70	292

	Fett (g)	kcal	kJ
Sekt, trocken	0	76	318
→ 1 Glas (125 ml)	0	95	398
Sekt, süß	0	110	460
→ 1 Glas (125 ml)	0	138	575
Sherry, medium	0	118	493
→ 1 Glas (60 ml)	0	71	296
Weißherbst (Rosé)	0	74	309
→ 1 Glas (125 ml)	0	93	386
Weißwein, trocken	0	68	284
→ 1 Glas (125 ml)	0	85	355
Liköre und Spirituosen			
Bitterlikör	0	239	1000
→ 1 Glas (20 ml)	0	48	200
Eierlikör	4,6	271	1133
→ 1 Glas (20 ml)	0,9	54	227
Korn, 32 Vol%	0	182	761
→ 1 Glas (20 ml)	0	36	152
Kräuterlikör	0	239	1000
→ 1 Glas (20 ml)	0	48	200
Obstbrand	0	256	1070
→ 1 Glas (20 ml)	0	51	214
Rum, 54 Vol%	0	307	1283
→ 1 Glas (20 ml)	0	61	257

	Fett (g)	kcal	kJ
Weinbrand, Cognac	0	234	978
→ 1 Glas (20 ml)	0	47	196
Wermut, trocken	0	120	502
→ 1 Glas (20 ml)	0	24	100
Wermut, süß	0	190	794
→ 1 Glas (20 ml)	0	38	159
Whisky	0	250	1046
→ 1 Glas (20 ml)	0	50	209
Wodka	0	235	982
→ 1 Glas (20 ml)	0	47	196

Süsswaren und Süssspeisen

	Fett (g)	kcal	kJ
Süße Brotaufstriche			
Apfelkraut	0	245	1026
→ 1 EL (10 g)	0	25	103
Birnenkraut	0	282	1199
→ 1 EL (10 g)	0	28	120
Gelee	0	278	1162
→ 1 EL (10 g)	0	28	116
Honig	0	325	1360
→ 1 EL (10 g)	0	33	136
Konfitüre, einfach	0	250	1045
→ 1 EL (10 g)	0	25	105
Konfitüre, kalorienreduziert	0	96	401
→ 1 EL (10 g)	0	10	40
Nuss-Nougat-Creme	31	540	2257
→ 1 EL (10 g)	3,1	54	226
Pflaumenmus	0	219	915
→ 1 EL (10 g)	0	22	92
Süßungsmittel und Sirup			
Ahornsirup	0	269	1229
→ 1 EL (10 g)	0	27	123

	Fett (g)	kcal	kJ
Apfeldicksaft	0	245	1026
→ 1 EL (10 g)	0	25	103
Birnendicksaft	0	282	1199
→ 1 EL (10 g)	0	28	120
Fruchtzucker	0	400	1672
→ 1 EL (10 g)	0	40	167
Gelierzucker	0	385	1609
→ 1 EL (10 g)	0	39	161
Himbeersirup	0	274	1146
→ 1 EL (10 g)	0	27	115
Isomalt	0	240	1003
→ 1 EL (10 g)	0	24	100
Milchzucker	0	400	1672
→ 1 EL (10 g)	0	40	167
Sorbit	0	240	1003
→ 1 EL (10 g)	0	24	100
Traubenzucker	0	365	1526
→ 1 EL (10 g)	0	37	153
Vanillinzucker	0	400	1672
→ 1 EL (10 g)	0	40	167
Zucker	0	399	1668
→ 1 EL (10 g)	0	40	167

	Fett (g)	kcal	kJ
Süßigkeiten			
Schokolade Crisp	27	480	2006
→ 1 Riegel (16 g)	4,3	77	321
Schokolade Joghurt	34	555	2320
→ 1 Riegel (16 g)	5,4	89	371
Schokolade Marzipan	30	505	2111
→ 1 Riegel (16 g)	4,8	81	338
Schokolade Vollmilch	30	550	2299
→ 1 Riegel (16 g)	4,8	88	368
Schokolade Vollmilch mit Nuss	36,5	560	2341
→ 1 Riegel (16 g)	5,8	90	375
Schokolade Weiße	31	529	2211
→ 1 Riegel (16 g)	5	85	354
Schokolade Zartbitter-Sahne	34	520	2174
→ 1 Riegel (16 g)	5,4	83	348
Die Weisse	33	555	2316
→ 1 Reihe (17 g)	5,6	94	393
Die Weisse Crisp	29,9	539	2254
→ 1 Reihe (17 g)	5,1	92	383
Kinderschokolade	35	540	2257
→ 1 Riegel 12,5 g	4,4	68	284
After Eight	12,2	418	1760
→ 1 Stück (8 g)	1	35	146
After Eight Any Time	12,1	425	1800
→ 1 Stück (2 g)	0,2	6	27

	Fett (g)	kcal	kJ
After Eight Fine Sticks	31	526	2201
→ 1 Stück (4 g)	1,4	23	95
After Eight Irish Cream	12,2	416	1750
→ 1 Stück (8 g)	1	35	145
After Eight Milde Orange	12,2	415	1746
→ 1 Stück (8 g)	1	34	145
After Eight My Favourite (im Durchschnitt)	33	517	2156
→ 1 Stück (8 g)	2,6	40	168
Choclait Chips (braun)	24,8	486	2036
→ 1 Portion (20 g)	5	97	407
Choclait Chips White	27,5	514	2150
→ 1 Portion (20 g)	5,5	103	430
Choco Crossies	27	500	2088
→ 1 Portion	5,4	100	418
Crispos (20 g)	22,4	468	2036
→ 1 Stück (4 g)	0,9	19	81
Caramac	35,8	563	2348
→ 1 Riegel (30 g)	10,7	169	702
KitKat	24,9	503	2108
→ 1 Riegel (45 g)	11,2	226	949
KitKat Cappuccino	24,9	503	2107
→ 1 Riegel (45 g)	11,2	226	948
KitKat Cappuccino Mini	24,9	503	2107
→ 1 Riegel (17 g)	4,1	83	349

	Fett (g)	kcal	kJ
KitKat Chunky	27,5	512	2143
→ 1 Riegel (50 g)	14	261	1091
KitKat Chunky Hazelnut Cream	31,2	537	2247
→ 1 Riegel (50 g)	15,6	268	1124
KitKat Chunky Mini	25,2	505	2115
→ 1 Riegel (16 g)	4,1	82	343
KitKat Chunky Peanut Butter	31,5	537	2247
→ 1 Riegel (50 g)	15,8	268	1124
KitKat Chunky White	29,1	530	2217
→ 1 Riegel (48 g)	14,5	264	1105
KitKat Mini	24,9	503	2109
→ 1 Riegel (17 g)	4,2	84	352
KitKat Pop Choc	29,3	521	2179
→ 1 Packung (36 g)	10,5	188	784
KitKat Strawberry&Joghurt	26,2	515	2157
→ 1 Riegel (45 g)	11,8	232	971
KitKat Strawberry&Joghurt Mini	26,2	518	2158
→ 1 Riegel (17 g)	4,4	86	360
Lion	24,9	503	2108
→ 1 Riegel (45 g)	11,2	226	947
Lion Kingsize	24,9	503	2108
→ 1 Riegel (69 g)	17,1	347	1454
Lion Mini	24,6	502	2102
→ 1 Riegel (17 g)	4,1	84	351

	Fett (g)	kcal	kJ
Lion Pop Choc	28,4	520	2176
→ 1 Packung (36 g)	10,2	187	783
Lion White	24	478	2003
→ 1 Riegel (45 g)	10,8	215	901
Nuts	24,2	487	2039
→ 1 Riegel (50 g)	12,1	244	1020
Nuts Kingsize	24,8	493	2064
→ 1 Riegel (70 g)	17,3	345	1445
Nuts Mini	24,3	488	2043
→ 1 Riegel (18 g)	4,2	85	358
Rolo	19,6	467	1959
→ 1 Portion (46 g)	9	215	901
Rolo King Size	19,7	470	1973
→ 1 Stück (9 g)	1,8	42	177
Rolo Little	22,9	488	2027
→ 1 Portion (50 g)	11,6	244	1024
Smarties	17,1	456	1919
→ 1 Stück (1g)	0,2	5	19
Smarties Fruity	0	380	1620
→ 1 Stück (2 g)	0	6	24
Smarties Mini Mini	17,1	457	1920
→ 1 Schachtel (15 g)	2,5	66	278
Gummibärchen	0	350	1450
→ 1 Stück (2 g)	0	7	29

	Fett (g)	kcal	kJ
Kaugummi	0	333	1386
→ 1 Stück (3 g)	0	10	42
Lakritze	0,9	390	1638
→ 1 Stück (2 g)	0	8	32
Speiseeis			
Einfacheiscreme	3,3	133	556
→ 1 Kugel (30 ml)	1	40	167
Fruchteis	1,8	140	585
→ 1 Kugel (30 ml)	0,5	42	176
Schokoladeneis	48	728	3043
→ 1 Kugel (30 ml)	14,4	218	913
Vanilleeis	46	703	2939
→ 1 Kugel (30 ml)	13,8	211	882
Zitroneneis	45	685	2863
→ 1 Kugel (30 ml)	13,5	206	859
Milchspeiseeis	4,2	153	641
→ 1 Kugel (30 ml)	1,3	46	192
Rahmeis	21,5	264	1104
→ 1 Kugel (30 ml)	6,5	79	331
Softeis	2,2	134	563
→ 1 Kugel (30 ml)	0,7	40	169

	Fett (g)	kcal	kJ

Backmischungen, gebacken, z. B. von Dr. Oetker

	Fett (g)	kcal	kJ
Nuss Kuchen	20	400	1660
→ 1 Stück n. Packungsangabe	11,5	229	952
Kokos Kuchen	25,5	424	1769
→ 1 Stück n. Packungsangabe	11,4	189	790
Kleine Kuchen – Käse Streusel	10	270	1136
→ 1 Stück n. Packungsangabe	10,4	280	1179
Kleine Kuchen – Schoko Kirsch	16,3	344	1438
→ 1 Stück n. Packungsangabe	12,6	267	1114
Kleine Kuchen – Apfel Mandel	11	225	941
→ 1 Stück n. Packungsangabe	10,6	217	906
Donauwellen	21,4	341	1422
→ 1 Stück n. Packungsangabe	21,4	341	1422
Kirschli Kuchen	18	341	1429
→ 1 Stück n. Packungsangabe	15	284	1191
Käse-Sahne Torte	14,5	240	1006
→ 1 Stück n. Packungsangabe	21,8	360	1509
Russischer Zupfkuchen	23	379	1582
→ 1 Stück n. Packungsangabe	30,3	499	2083
Tortina Nuss-Sand-Kuchen	18	400	1680
→ 1 Stück n. Packungsangabe	12,4	277	1162
Bratapfel Kuchen	14,5	245	1022
→ 1 Stück n. Packungsangabe	20,2	341	1422
Cookies	19	443	1860
→ 1 Stück n. Packungsangabe	4,8	111	465

	Fett (g)	kcal	kJ
Muffins	13,5	337	1418
→ 1 Stück n. Packungsangabe	6,1	153	644
Zitronen Muffins	10	350	1476
→ 1 Stück n. Packungsangabe	5,2	181	763
Schoko Muffins	14	340	1430
→ 1 Stück n. Packungsangabe	6,7	162	679
Brownies	17,9	411	1725
→ 1 Stück n. Packungsangabe	7,6	175	733
Mandarinen Joghurt Kuchen	13,6	227	947
→ 1 Stück n. Packungsangabe	20,6	344	1436
Erdbeer Quark Kuchen	13	202	844
→ 1 Stück n. Packungsangabe	14,2	221	921
Kirsch Bananen Kuchen	15	244	1018
→ 1 Stück n. Packungsangabe	16,3	264	1103
Zitronen Frischkäse Kuchen	27	372	1556
→ 1 Stück n. Packungsangabe	24,8	341	1426

Desserts, servierfertig, z. B. von Dr. Oetker

Galetta – 1 Minuten Cremepudding			
Vanille-Geschmack	3,3	110	460
→ 1 Portion n. Packungsangabe	4,8	160	667
Galetta – 1 Minuten Cremepudding			
Schokolade	3,4	115	480
→ 1 Portion n. Packungsangabe	5,1	172	719

	Fett (g)	kcal	kJ
Paradies Creme Vanille Geschmack	4,4	124	523
→ 1 Portion n. Packungsangabe	4	112	471
Paradies Creme Schokolade	5	129	542
→ 1 Portion n. Packungsangabe	4,7	121	507
Paradies Creme Stracciatella	5	130	550
→ 1 Portion n. Packungsangabe	4,6	119	503
Paradies Creme Sahne-Karamell-Geschmack	4,6	128	540
→ 1 Portion n. Packungsangabe	4,2	117	493
Paradies Creme Kokos mit Schokosplits	6	140	587
→ 1 Portion n. Packungsangabe	5,5	128	537
Paradies Creme Zitronen Geschmack	4,8	136	570
→ 1 Portion n. Packungsangabe	4,5	127	531
Paradies Creme Bananen Geschmack	5,3	131	554
→ 1 Portion n. Packungsangabe	4,8	119	501
Paradies Creme Pfirsich Geschmack	4,8	133	559
→ 1 Portion n. Packungsangabe	4,4	123	516
Mousse au Chocolat	5,6	154	647
→ 1 Portion n. Packungsangabe	4,8	132	553
Mousse au Chocolat Fein herb	5,5	144	604
→ 1 Portion n. Packungsangabe	4,6	121	507

	Fett (g)	kcal	kJ
Mousse à la Vanille	4,6	136	573
→ 1 Portion n. Packungsangabe	3,6	105	444
Mousse Zitrone	4,2	160	676
→ 1 Portion n. Packungsangabe	3,6	137	580
Panna Cotta	12,4	198	825
→ 1 Portion n. Packungsangabe	18,6	297	1235
Creme Tiramisu	4,9	146	614
→ 1 Portion n. Packungsangabe	3,9	117	491
Creme Stracciatella	4,5	146	616
→ 1 Portion n. Packungsangabe	3,7	119	501
Rotwein Creme	9,4	202	845
→ 1 Portion n. Packungsangabe	9,9	212	887
Götterspeise Waldmeister-Geschmack	0	71	304
→ 1 Portion n. Packungsangabe	0	108	464
Götterspeise Himbeer-Geschmack	0	72	305
→ 1 Portion n. Packungsangabe	0	110	467
Götterspeise Zitronen-Geschmack	0	71	304
→ 1 Portion n. Packungsangabe	0	108	464
Götterspeise Waldmeister-Geschmack Instant		63	268
→ 1 Portion n. Packungsangabe	0	95	402
Götterspeise Kirsch-Geschmack Instant	0	63	268
→ 1 Portion n. Packungsangabe	0	95	402

	Fett (g)	kcal	kJ
Süßer Moment Milchshake Banane	3,5	106	448
→ 1 Portion n. Packungsangabe	8,3	250	1057
Süßer Moment Milchshake Erdbeere	3,5	106	448
→ 1 Portion n. Packungsangabe	8,3	250	1057
Süßer Moment Milchshake Vanille	3,6	104	437
→ 1 Portion n. Packungsangabe	8,4	243	1023
Aranca Mandarinen-Geschmack	1,3	94	396
→ 1 Portion n. Packungsangabe	1,4	100	421
Aranca Zitronen-Geschmack	1,3	93	395
→ 1 Portion n. Packungsangabe	1,4	99	420
Aranca Aprikose-Maracuja	1,3	96	406
→ 1 Portion n. Packungsangabe	1,4	103	435
Rote Grütze Himbeer-Geschmack mit Sago	0	71	302
→ 1 Portion n. Packungsangabe	0	109	464
Rote Grütze Himbeer-Geschmack	0	71	303
→ 1 Portion n. Packungsangabe	0	109	466
Kaltschale Erdbeere	0	66	280
→ 1 Portion n. Packungsangabe	0	199	843
Kaltschale Himbeer-Johannisbeer	0	62	266
→ 1 Portion n. Packungsangabe	0	185	794
Kaltschale Ananas-Maracuja-Geschmack	0	60	257
→ 1 Portion n. Packungsangabe	0	178	761

	Fett (g)	kcal	kJ
Joghurt Creme Himbeer-Geschmack	4	123	520
→ 1 Portion n. Packungsangabe	4,2	128	542
Joghurt Creme Zitronen-Geschmack	4	125	530
→ 1 Portion n. Packungsangabe	4,2	131	557
Joghurt Creme Erdbeer-Rhabarber-Geschmack	4	124	520
→ 1 Portion n. Packungsangabe	4,2	130	543
Quarkfein Erdbeer-Geschmack	1,5	104	440
→ 1 Portion n. Packungsangabe	1,9	131	556
Quarkfein Vanille Geschmack	1,5	104	440
→ 1 Portion n. Packungsangabe	1,9	131	556
Diät-Pudding Schoko	3	84	353
→ 1 Portion (150 g)	4,5	126	530
Diät-Pudding Vanille-Geschmack	2,6	78	327
→ 1 Portion (150 g)	3,9	117	491
Grießpudding Natur	4,8	122	512
→ 1 Portion (150 g)	7,2	183	768
Sahnpudding Vollmilch Schokolade	9,1	158	658
→ 1 Portion (150 g)	13,7	237	987
Sahnepudding Bourbon Vanille	8,8	152	634
→ 1 Portion (150 g)	13,2	228	951
Sahnepudding Grieß natur	8,7	153	638
→ 1 Portion (150 g)	10,9	191	798

	Fett (g)	kcal	kJ
Paula Schokoladenpudding mit Vanille-Flecken	3,9	115	484
→ 1 Portion (125 g)	4,9	144	605
Paula Vanillepudding mit Schoko-Flecken	3,9	110	463
→ 1 Portion (125 g)	4,9	138	579
Wölkchen Schokolade-Haselnuss	6,7	142	595
→ 1 Portion (125 g)	8,4	178	744
Wölkchen Vanille	6,2	131	547
→ 1 Portion (125 g)	7,8	164	684
Wölkchen Klassische Schokolade	6,4	137	576
→ 1 Portion (125 g)	8	171	720
Wölkchen Cappuccino	6,1	140	588
→ 1 Portion (125 g)	7,6	175	735
Diät-Wölkchen Schokolade	6,5	111	465
→ 1 Portion (125 g)	8,1	139	581
Diät-Wölkchen Vanille	6,2	108	452
→ 1 Portion (125 g)	7,8	135	565
Wölkchen Pina Colada	6,6	145	609
→ 1 Portion (125 g)	8,3	181	761
Kirschgrütze mit Milchreis	2,7	122	516
→ 1 Portion (160 g)	4,3	195	826
Kirschgrütze mit Grieß	2,5	121	510
→ 1 Portion (160 g)	4	194	816

	Fett (g)	kcal	kJ
Kirschgrütze mit Vanillecreme	1,7	113	479
→ 1 Portion (160 g)	2,7	181	766
Jobst Kirschen & Joghurt	2	92	389
→ 1 Portion (150 g)	3	138	584
Jobst Erdbeeren & Joghurt	2	92	389
→ 1 Portion (150 g)	3	138	584
Jobst Heidelbeeren & Joghurt	2	89	378
→ 1 Portion (150 g)	3	134	567
Jobst Himbeeren & Joghurt	2	90	381
→ 1 Portion (150 g)	3	135	572
Jobst Pfirsich-Maracuja & Joghurt	2	96	404
→ 1 Portion (150 g)	3	144	606
Jobst Rote Grütze & Joghurt	2	100	423
→ 1 Portion (150 g)	3	150	635
Jobst Ananas & Joghurt	2	90	381
→ 1 Portion (150 g)	3	135	572
Götterspeise Waldmeister	0	75	318
→ 1 Portion (125 g)	0	94	398
Götterspeise mit Bourbon-Vanillesoße Himbeer	1	86	363
→ 1 Portion (160 g)	1,6	138	581
Götterspeise mit Bourbon-Vanillesoße Waldmeister	1	85	358
→ 1 Portion (160 g)	1,6	136	573

	Fett (g)	kcal	kJ
Götterspeise Bloody Orange	0	77	327
→ 1 Portion (125 g)	0	96	409
Götterspeise Green Lemon	0	77	326
→ 1 Portion (125 g)	0	96	408
Bourbon-Vanille-Soße	3,5	109	457
→ 2 EL (20 g)	0,7	22	91
Mousse Chocolat	9,2	185	775
→ 1 Portion (100 g)	9,2	185	775
Mousse Weißwein	7,1	180	755
→ 1 Portion (100 g)	7,1	180	755
Mousse Rotwein	7,1	182	762
→ 1 Portion (100 g)	7,1	182	762
Mousse Caipirinha	7,1	176	738
→ 1 Portion (100 g)	7,1	176	738
Mousse Maracuja Cocktail	7,1	178	745
→ 1 Portion (100 g)	7,1	178	745

SPEISEKARTEN-CHECK

Auswärts essen gehen mit Sinn und Verstand – dabei muss man weder auf gut bürgerliche Küche noch auf Fastfood verzichten. Auf den folgenden Seiten finden Sie Vorschläge, wie Sie ein bisschen gesünder schlemmen können, ohne dabei den Spaßfaktor aus den Augen zu verlieren.

GUT BÜRGERLICH

Anstelle von	**gibt es eventuell diese Alternative:**
Cremesuppen	klare Brühen mit Nudel-, Gemüse- oder Reiseinlage
Paniertes Schweineschnitzel	Schnitzel natur
Steak mit Sahne-Pilz-Sauce	Steak mit gebratenen Pilzen
Überbackenes Hähnchen unter Käsehaube	Gegrilltes Hähnchenbrustfilet
Schweinshaxe	Eisbein
Aal in grüner Sauce	Forelle blau
Martinsgans-Essen	Truthahnbraten
Wildschweinbraten	Rehrücken
Schlachterplatte	Schwarzwälder Schinken Platte
Grünkohl mit Pinkel	Grünkohl mit Kassler
Scholle mit Krabben	Schollenfilet mit Buttergemüse
Leberknödel mit Kartoffelstumpes	Königsberger Klops mit Reis
Schweinkrustenbraten	Schweinemedaillon

Ragout fin in Königspastete	Würzfleisch aus dem Souffleförmchen
Knödel	Kartoffelbrei
Bratkartoffeln	Salzkartoffeln
Salat mit Mayonnaise angemacht	Salat mit Essig-Öl-Dressing
Eisbecher	1 Kugel Vanilleeis mit Erdbeeren
Welfencreme	Obstsalat mit Vanillesauce

ITALIENISCH

Anstelle von	**gibt es eventuell diese Alternative:**
Melone mit Schinken	Carpaccio
Caprese	Tomaten mit Rucola
Italienische Fleischwaren	Antipasti di verdura
Crostini mit Leber	Bruschetta mit Tomaten
Spaghetti mit Meeresfrüchten	Spaghetti arrabiata
Spaghetti con carbonara	Spaghetti al pesto
Lasagne al forno	Saltimbocca romana
Parmesanschnitzel	Scaloppine in Weinsauce
Fisch in Weinsaucen	Gegrillter Fisch
Gegrillte Meeresfrüchte	Gegrillter Fisch
Pizza quattro formaggio	Pizza Margharita
Pizza frutti di mare	Pizza tonno
Pizza quattro stagione	Pizza vegetaria
Tiramisu	Schokoladeneis
Panna Cotta	Obstsalat mit Vanillesauce

Griechisch/türkisch

Anstelle von	**gibt es eventuell diese Alternative:**
Gebäck mit Schafskäse	Gefüllte Paprika mit Schafskäse
Gebackene Garnelen in Tomatensauce	Gebackene Kichererbsen
Lammfrikadelle	Kichererbsenfrikadelle
Überbackene Muscheln	Überbackenes Gemüse
Kuttelsuppe	Bohnensuppe
Döner / Kebab mit Hack	Döner / Kebab vegetarisch
Gegrillte Hackfleisch-Röllchen	Gegrillter Schwertfisch
Fleischspieße	Fischspieße
Moussaka	Huhn auf dem Ofen
Gegrillte Languste	Sardellen aus dm Ofen
Lammkotelett	Kalbfleisch mit Auberginenpüree
Gebackene Reisnudeln mit Lamm	Gebackene Reisnudeln mit Huhn
Lammragout	Hasenragout
Filo-Teig mit Cremefüllung	Obstsalat
Zimtkringel mit Korinthen	Feigen in Retsina

Spanisch/portugiesisch

Anstelle von	**gibt es eventuell diese Alternative:**
Tapas auf Lammbasis	Tapas auf Geflügelbasis
Tapas auf Krustentierbasis	Tapas auf Fischbasis
Tapas mit Wurst	Tapas Vegetarisch
Tapas auf Eierbasis	Tapas auf Gemüsebasis
Aioli	Salsa „rot" oder „grün"

Suppe mit Meeresfrüchten	Gazpacho
Frittierte und panierte Tintenfischringe	Gekochter und gebratener Oktopus
Paella	Reisgerichte ohne Krustentiere
Gebratene Geflügelinnereien	Wachteln mit Feigen
Kutteln Madrider Art	Hühnchen mit Paprika
Schweinerippchen	Kaninchen in Mandelsauce
Schäfertopf nach Art der Mancha	Fischtopf aus Galicien
Katalanischer Cremekuchen	Orangensorbet
Butterbiskuit aus Kantabrien	Pfirsich in Wein
Katalanische Creme	Milchreis

Asia

Anstelle von	**gibt es eventuell diese Alternative:**
Sushi mit Krustentieren	Sushi mit Fisch oder Gemüse
Frühlingsrolle mit Fleischfüllung	Vegetarische Frühlingsrolle
Wan-Tan-Suppe mit Fleischfüllung	Vegetarische Wan-Tan-Suppe
Garnelen mit Krabbenbrot	Pfeffrig eingelegter Tofu
Papaya mit Garnelen	Gemüse-Obst-Salat
Glasnudeln-Eierblumen-Suppe	Sauer-scharfe Fischsuppe
Thailändische Garnelensuppe	Thailändische Kokos-Fisch-Suppe
Garnelen in würziger Sauce	Fisch in roter Currysauce
Chinakohl mit Garnelen	Eingelegter Kohl mit Chili
Fleischbällchen in Sesam	Reisbällchen mit Ingwersauce

Pekingente	Hühnchen mit grüner Currysauce
Ente mit Ingwersauce	Karpfen süß-sauer
Schweinefleisch süß-sauer	Kaninchen nach Szeuchuan Art
Scharf gewürztes Lamm	Scharf gewürzter Karpfen
Teriyaki mit Schweinefleisch	Teriyaki mit mariniertem Tofu
Indonesisches Lammcurry	Huhn mit Cashewkernen
Roter Duftreis mit Garnelen	Scharfes Wokgemüse mit Reis
Kokospfannkuchen	Gebackene Banane mit Honigsauce
Kokoseis	Ananassorbet mit Ingwer

Fast food

Anstelle von	gibt es eventuell diese Alternative:
Croissant	Laugenbrezel
Hot Dog	Sandwich mit Tomaten-Mozarella-Füllung
Cheeseburger	Hamburger
Fast-Food-Menü	Salat mit Dressing
Shakes	Mineralwasser oder light-Getränke
Bratwurst mit Brot	Belegtes Brötchen mit Wurst
Fleischkäse	Belegtes Brötchen mit Aufschnitt
Fischbrötchen, paniert	Brötchen mit Matjes
Garnelenbrötchen	Lachsbrötchen
Pizzastück mit Wurst	Pizzastück vegetarisch
Döner / Kebab mit Fleisch	Döner/Kebab vegetarisch
Türkische Pizza mit Hack	Türkische Pizza mit Gemüsefüllung
Frühlingsrolle	Sushi
Pommes rot weiß	Pommes rot
Sahneeis in der Tüte	Fruchteis in der Tüte
Schokoriegel	Tetrapack Kakaogetränk (0,2 l)